"十三五"国家重点图书出版规划项目
天津市重点出版扶持项目

"癌症知多少"
新媒体健康科普丛书

消除误区 科学防癌

丛书主编 樊代明 郝希山
主　编 赵　勇 董恒磊

天津出版传媒集团
天津科技翻译出版有限公司

图书在版编目(CIP)数据

消除误区 科学防癌 / 赵勇, 董恒磊主编. — 天津:
天津科技翻译出版有限公司, 2022.3
("癌症知多少"新媒体健康科普丛书 / 樊代明,
郝希山主编)
ISBN 978-7-5433-4095-4

Ⅰ.①消… Ⅱ.①赵… ②董… Ⅲ.①癌–防治
Ⅳ.①R73

中国版本图书馆 CIP 数据核字(2021)第 020570 号

消除误区 科学防癌
XIAOCHU WUQU KEXUE FANG'AI

出　　版 :天津科技翻译出版有限公司
出 版 人 :刘子媛
地　　址 :天津市南开区白堤路 244 号
邮政编码 :300192
电　　话 :(022)87894896
传　　真 :(022)87893237
网　　址 :www.tsttpc.com
印　　刷 :天津海顺印业包装有限公司分公司
发　　行 :全国新华书店
版本记录 :710mm×1000mm 16 开本　13.25 印张　180 千字
　　　　　2022 年 3 月第 1 版　2022 年 3 月第 1 次印刷
　　　　　定价 :39.80 元

(如发现印装问题,可与出版社调换)

丛书编委会

丛书主编

樊代明　　郝希山

丛书副主编

詹启敏　　于金明　　张岂凡　　季加孚　　王红阳　　赫　捷

李　强　　郭小毛　　徐瑞华　　朴浩哲　　吴永忠　　王　瑛

执行主编

王　瑛

执行副主编

支修益　　赵　勇　　田艳涛　　秦　茵　　陈小兵

插　画

张梓贤

编　者（按姓氏汉语拼音排序）

艾星浩	巴　一	白　冰	白　燕	包　旭	卜　庆
步召德	蔡清清	曹　振	曹家燕	曹伟新	曹旭晨
陈　静	陈　璐	陈　平	陈　彤	陈　伟	陈　妍
陈　艳	陈　燕	陈　宇	陈翱翔	陈昌贤	陈点点
陈公琰	陈金良	陈警之	陈凯琳	陈可欣	陈茂艳
陈倩倩	陈田子	陈婷婷	陈希伟	陈小兵	陈小岑
陈小燕	陈晓锋	陈永顺	陈育红	陈昱丞	陈治宇
陈子华	陈祖锦	程　熠	程亚楠	迟志宏	丛明华

崔云龙	崔兆磊	戴东	丁超	董丽	董阿茹汗
董凤齐	董恒磊	董晓璠	杜娟	杜强	杜玉娟
段峰	段梦	段振东	范彪	范志松	方小洁
房锋	封磊	冯莉	冯敏	冯丽娜	冯梦晗
冯梦宇	付强	高婕	高劲	高明	高申
高炜	高秀	高岩	高伟健	弓晓媛	宫本法
关海霞	关莎莎	郭志	郭丹丹	郭婧瑶	郭姗琦
韩晶	何浩	何朗	何流	何毅	何帮顺
何江弘	何亚琳	和芳	贺斌	贺瑾	洪雷
侯秀坤	胡海涛	胡耐博	胡文雪	胡筱蓉	黄河
黄鼎智	黄慧强	黄金超	黄梅梅	黄敏娜	黄诗雄
黄文倩	黄育北	季科	季鑫	季加孚	季耘含
贾佳	贾晓燕	贾英杰	贾子豫	姜文奇	姜志超
蒋微琴	焦杰	金辉	金鹏	金希	金鑫
金雪	荆丽	井艳华	阚艳艳	康文哲	孔学
孔大陆	孔凡铭	孔轻轻	孔雨佳	雷海科	黎军和
李琛	李方	李红	李洁	李静	李娟
李力	李玲	李凌	李宁	李圃	李倩
李荣	李薇	李艳	李燕	李洋	李盈
李莹	李勇	李春波	李大鹏	李冬云	李防璇
李国强	李海鹏	李虹义	李虎子	李惠霞	李慧锴
李慧莉	李家合	李嘉临	李建丽	李静燃	李利娟
李萌辉	李姝颖	李维坤	李文桦	李文杰	李文涛
李小江	李小梅	李晓东	李雅楠	李勇强	李之华
李志领	李志铭	李治中	力超	梁峰	梁菁
梁金晓	梁晓峰	廖书恒	廖正凯	林宁	林源
林立森	林贤东	林晓琳	林仲秋	凌小婷	刘晨

刘刚	刘昊	刘洁	刘姗	刘涛	刘巍
刘妍	刘阳	刘颖	刘昭	刘兵城	刘博文
刘长富	刘东伯	刘东明	刘冬妍	刘端祺	刘合利
刘红利	刘宏根	刘慧龙	刘家成	刘嘉寅	刘俊田
刘凌翔	刘盼盼	刘荣凤	刘少华	刘潇濛	刘晓园
刘筱迪	刘彦芳	刘艳霞	刘耀升	刘云鹤	刘云涛
刘志敏	卢仁泉	卢小玲	卢致辉	鲁军帅	鲁苗苗
陆鸣	陆舜	陆苏	路娜	吕强	罗迪贤
罗志芹	马虎	马帅	马薇	马翻过	马福海
马婷婷	马蔚蔚	马雪玲	孟晓敏	牟睿宇	穆瀚
聂蔓	宁晓红	牛文博	潘杰	齐立强	齐文婷
强万敏	秦磊	秦健勇	邱红	邱录贵	曲秀娟
瞿慧敏	饶群仙	任越	任大江	荣维淇	汝涛
沙永生	单玉洁	邵欣欣	邵志敏	佘彬	申鹏
沈琦	沈倩	沈文斌	施咏梅	石晶	石倩
石燕	石汉平	司同国	思志强	宋晨歌	宋春花
宋天强	宋亦军	苏畅	苏玲	孙婧	孙鹏
孙颖	孙彬栩	孙凌宇	孙文茜	孙现军	孙潇楠
孙雪影	孙艳霞	谭健	谭先杰	汤东	唐凤
唐丽丽	田洁	田艳涛	汪艳	王飞	王峰
王杰	王洁	王科	王莉	王龙	王琦
王蕊	王飒	王潇	王欣	王鑫	王迎
王盈	王莹	王宇	王钊	王勐	王艾红
王安强	王炳智	王丹鹤	王风华	王海楠	王会英
王建祥	王建正	王晶晶	王景文	王军轶	王丽娟
王楠娅	王书奎	王舒朗	王晰程	王夏妮	王潇潇
王晓群	王艳晖	王玉栋	王玉珏	王园园	王志惠

隗汶校	魏 华	魏 凯	魏立强	魏丽娟	魏述宁
魏松锋	魏振军	闻淑娟	邬明歆	吴 楠	吴 琼
吴尘轩	吴航宇	吴小华	吴晓江	吴延升	吴胤瑛
吴月奎	伍晓汀	武 强	武佩佩	武云婷	夏 奕
向 阳	肖 健	肖 莉	肖书萍	谢玲玲	信 文
邢金良	邢晓静	熊 斌	熊青青	徐 泉	徐 彦
徐慧婷	徐瑞华	徐晓琴	许红霞	许婧钰	闫 东
阎 玲	严 颖	颜 兵	杨 波	杨 丹	杨 航
杨 丽	杨 敏	杨 双	杨合利	杨隽钧	杨李思瑞
杨佩颖	杨伟伟	杨子鑫	姚剑峰	叶 枫	易 丹
易峰涛	易树华	尹 玉	尹如铁	尤 俊	于 歌
于海鹏	于仁文	于晓宇	虞 夏	虞永峰	袁 航
运新伟	翟晓慧	战淑珺	张 斌	张 晨	张 帆
张 红	张 寰	张 慧	张 霁	张 娇	张 晶
张 莉	张 龙	张 蕊	张 倜	张 伟	张 玮
张 雯	张 欣	张 雪	张 瑶	张广吉	张国辉
张海波	张宏艳	张建军	张建伟	张丽丽	张凌云
张梦迪	张青向	张庆芬	张汝鹏	张师前	张炜浩
张潇潇	张小田	张笑颖	张玄烨	张雪娜	张瑶瑶
张亚萍	张一楠	张玉敏	张跃伟	张蕴超	张梓贤
赵 静	赵 峻	赵 坤	赵 群	赵 婷	赵 玮
赵 雯	赵 勇	赵洪猛	赵敬柱	赵林林	赵颂贤
赵锡江	赵志丽	郑 莹	郑爱民	郑传胜	郑华川
郑向前	支修益	只璟泰	周 晨	周 晶	周 岚
周 琦	周洪渊	周丽芯	朱 玲	朱津丽	朱晓黎
朱晓琳	朱颖杰	庄则豪	邹冬玲	邹燕梅	邹征云
左 静					

《消除误区 科学防癌》编委会

丛书前言一

匠心精品，科普为民

人类认识癌症的历史源远流长。无论是古希腊时期的希波克拉底，还是中国古代的《黄帝内经》等早期医学文献，都曾系统描述过癌症。20世纪下半叶以来，世界癌症发病人数与死亡人数均呈快速上升趋势，尤其是20世纪70年代以后，癌症发病率以年均3%～5%的速度递增。癌症已成为当前危害人类健康的重大疾病。

我国自改革开放以来，经济、社会、环境及人们的生活方式都发生了变化，目前正快速步入老龄化社会，这导致我国在肿瘤患者人数快速增长的同时，癌谱也发生了较大变化。在我国，发达国家高发的肺癌、乳腺癌、结直肠癌的发病率迅速上升，发展中国家高发的胃癌、肝癌、食管癌等的发病率亦居高不下，形成发达国家与发展中国家癌谱交融的局面，这给我国的肿瘤防治工作带来了较大挑战。

为了推动肿瘤科普精品创作，为公众和广大患者提供一套权威、科学、实用、生动的科普丛书，在中国科学技术协会的大力支持下，中国抗癌协会组织数百位国内肿瘤专家，集体编写了本套丛书。

丛书的作者都是活跃在我国肿瘤科普领域的专家，通过讲座、访谈、文章等多种形式为广大群众特别是肿瘤患者及其家属答疑解惑，消除癌症认知误区，推进癌症的早诊早治。他们的经验积累和全心投入是本套丛书得以出版的基础。

本套丛书满足了两方面的需求：

一是大众的需求。中国抗癌协会通过各地肿瘤医院、肿瘤康复网站、康复会、患友会等组织问卷调研，汇总常见问题，以保证专家回答的问题是读者最关心和最渴望知道答案的问题。

二是医生的需求。在日常工作中，临床医生要用很大一部分时间来回答患者一些重复率非常高的问题。如果能把这些问题汇总，统一进行细致深入的解答，以图书的形式提供给患者及其家属，不仅能为临床医生节省很多时间，同时也能大大提高诊疗的效率。

丛书的出版不是终点，而是一个起点。本套丛书将配合中国抗癌协会每年的世界癌症日、全国肿瘤防治宣传周等品牌活动，以及肺癌、乳腺癌关注月等各类单病种的宣传活动，通过讲座与公益发放相结合的形式，传播防癌抗癌新知识，帮助患者树立战胜癌症的信心，普及科学合理的规范化治疗方法，全面落实癌症三级预防的总体战略。

本套丛书是集体智慧的结晶。衷心感谢中国科学技术协会对丛书的鼎力支持，感谢百忙之中为丛书的编写投入巨大精力的各位专家，感谢为丛书出版做了大量细致工作的出版社编辑，也感谢所有参与丛书筹备组稿工作的中国抗癌协会秘书处的工作人员。

希望本套丛书的出版能为国家癌症防治事业做一份贡献，为大众健康谋一份福祉。

郝希山

中国抗癌协会名誉理事长
中国工程院院士

丛书前言二

肿瘤防治，科普先行

一、肿瘤防治，科普先行

1.健康科普，国家之需求

2016年，习近平总书记在"科技三会"上指出，"科技创新、科学普及是实现创新发展的两翼，要把科学普及放在与科技创新同等重要的位置。"这是中央领导从国家发展战略高度对新的历史时期科普工作和科普产业发展的新部署和新要求。2017年，"健康中国"作为国家基本发展战略被写进十九大报告，报告明确提出"健康中国行动"的主要任务就是实施健康知识普及行动。

2.肿瘤科普，卫生事业之需求

恶性肿瘤的病因预防为一级预防；通过筛查而早期诊断，以提高肿瘤疗效为二级预防。世界卫生组织（WHO）认为，40%以上的癌症可以预防。恶性肿瘤的发生是机体与环境因素长期相互作用的结果，因此，肿瘤预防应贯穿于日常生活中并长期坚持。肿瘤预防在于降低发病率和死亡率，从而减少国家医疗资源的消耗，减轻恶性肿瘤对国民健康的危害和社会、家庭的经济负担。

3.肿瘤科普，公众之需求

大数据表明，在中国，健康与医疗科普相关词条占总搜索量的57%。2017年国人关注度最高的10种疾病中，"肿瘤"的搜索量超过36亿次，跃居十大疾病之首，之后连续数年蝉联关注榜首位。这一方面说明公众对肿瘤科普有巨大需求，同时也反映了公众对癌症的恐慌情绪。一次次名人患癌事件、一段段网络泛滥的癌症谣言,时时处处诱发公众"谈癌色变"的心理。因此,消除癌症误区、建立正确的防癌观念是当前公民健康领域最重要的科普任务,肿瘤医学工作者责无旁贷。

4.肿瘤科普,患者之需求

恶性肿瘤严重威胁人类健康和社会发展。随着肿瘤发病率持续上升、患者生存期延长、个体对自身疾病的关注增加、患者参与诊疗决策的意愿不断增强,肿瘤科普已经成为刚性需求,涉及预防、诊疗、康复、护理、心理、营养等诸多领域。

5.肿瘤科普,大健康产业之需求

随着科普产业的进步和成熟,一批像果壳网、知乎、今日头条等科普资讯平台迅速发展壮大,成为国家发展科普产业的骨干力量。今天的科普产业正在走出科普场馆建设与运营、科普图书出版与发行、科普影视制作与传播、科普展教器具制作与展示等传统形式,迈向经济建设与社会发展更为广阔的前沿领域。科普的产业形态呈多元化发展,科普出版、科普影视、科普动漫与游戏、科普网站、科普旅游、科普会展、科普教育、科普创意设计服务等实体平台百花齐放。随着人口老龄化的加剧,肿瘤科普产业的规模正在不断扩大,这必将催生高水平多元化的科普产品。肿瘤防治,科普先行,利国利民。

二、科普先行,路在脚下

中国抗癌协会作为我国肿瘤学领域最重要的国家一级协会,在成立之日起,就把"科普宣传"和"学术交流"放在同等重要的位置,30多年来,在肿瘤科普工作中耕耘不辍,秉持公心,通过调动行业资源和专家资源,面向公众和患者广泛开展了内容丰富、形式多样的抗癌科普宣传。通过长期实践,协会独创出"八位一体"的科普组织体系(团队－活动－基地－指南－作品－培训－奖项－媒体),为我国肿瘤防治科普事业的模式创新和路径探索做出了重要贡献。

中国抗癌协会自1995年创建"全国肿瘤防治宣传周"活动,经过近30年的洗练,已成为肿瘤领域历史最悠久、规模和影响力最大、社会效益最好的品牌科普活动。养成良好的生活方式、早诊早治、保证有效治疗、提高患者生存质量等防癌抗癌理念逐步深入人心。从2018年开始，中国抗癌协会倡议将每年的4月15日设为"中国抗癌日"，并组织全国性的肿瘤科普宣传活动。

科普精品是科普宣传的最重要武器。中国抗癌协会的几代学者，传承接力，倾心致力于权威科普作品的创作，为公众和患者奉献了数量众多的科普精品。2012年至今10年时间里，中国抗癌协会本着工匠精神，组织数百名专家编写了本套丛书（共20个分册），采用问答的形式，集中回答了公众及患者在癌症预防、诊疗中的常见疑问。目前本套丛书已入选"国家出版基金项目""'十三五'国家重点图书出版规划项目""天津市重点出版扶持项目"等多个项目，取得了良好的社会效益。

随着近年来临床新进展不断涌现，新技术、新方法、新药物不断应用于临床，协会牵头组织广大专家，将防癌抗癌领域的最新知识奉献给广大读者朋友，帮助公众消除癌症误区，科学理性地防癌抗癌，提升公众的科学素养，为肿瘤防治事业贡献力量。

书之为用，传道解惑。科普创作有四重境界，即权威、科学、实用、生动。我们只为一个目标：让癌症可防可控。

肿瘤防治，科普先行；科普先行，路在脚下。

中国抗癌协会理事长

中国工程院院士

前　言

绝大多数癌症的基因变异遵循孟德尔遗传规律，均发生在体细胞，这些癌症的发生与人类生活方式和环境因素密切相关。世界卫生组织《全球癌症报告》提供的证据表明，通过对这些可变因素的积极干预，多达1/3的癌症是可以预防的。因此，癌症在一定程度上是一种可防可治的慢性病。

随着我国人口老龄化、工业化和城镇化进程不断加快，加之慢性感染、不健康生活方式、环境污染、职业暴露等因素的影响，我国癌症防控的形势仍十分严峻。

癌症早诊率较低是我国癌症患者总体生存率较低的一个重要因素。具体表现在早筛普及率低、防癌体检不规范、医疗资源区域发展不均衡、技术力量区域发展不均衡等问题。早发现意味着更有效的治疗甚至治愈，如早期前列腺癌5年生存率约为99%，早期甲状腺癌5年生存率约为98%，早期睾丸癌5年生存率约为95.1%，早期乳腺癌(0期和1期)5年生存率为99%~100%。中晚期癌症的5年生存率大幅降低，且医疗负担和费用剧增。

党中央、国务院高度重视癌症防治工作，通过健康中国国家战略的顶层设计，将癌症防治作为重点工作进行了系统部署。《"健康中国2030"规划纲要》指出，要针对高发地区的重点癌症开展早诊早治工作，推动癌症等慢性病的机会性筛查。到2030年，实现全人群、全生命周期的慢性病健康管理，总体癌症5年生存率提高15%。2019年发布的《国务院关于实施健康中国行动的意见》明确要求,要实施癌症防治行动,倡导积极预防癌症,推进早筛查、早诊断、早治疗,降低癌症发病率和死亡率,提高患者生存质量;要有序扩大癌症筛查范围,推广应用常见癌症诊疗规范,提升中西部地区及基层癌症诊疗能力。到2022年和2030年,总体癌症5年生存率分别不低于43.3%和46.6%。2019年9月,国家卫生健康委员会等10部门联合制定《健康中国行动——癌症防治实施方案(2019—2022年)》,在全国范围内推动实施癌症防治行动,切实维护广大人民群众健康。

大数据表明,中国健康与医疗科普相关搜索占总搜索量的57%。2017年至今,在用户关注度最高的十大疾病之中,癌症始终居于首位。百度健康医典癌症防治搜索大数据显示,癌症早期筛查关注度增长171%。癌症资讯始终是全民健康类谣言误区的重灾区。公众对癌症的恐慌情绪在一波一波的谣言误区面前一览无遗,这说明公众对癌症防控的健康科普有巨大的需求。

肿瘤防控,科普先行。习近平总书记指出,科技创新、科学普及是实现创新发展的两翼,要把科学普及放在与科技创新同等重要的位置。作为我国肿瘤医学领域历史最悠久、规模最大的科技社团,中国抗癌协会多年来始终把科普宣传作为重要核心工作,聚焦"防-筛-诊-治-康"全程管理,推动肿瘤防治工作。为了践行健康中国战略,协会组织各学科权威专家,集体编写"'癌症知多少'新媒体健康科普丛书"。《消除误区 科学防癌》分册面向健康人群,秉承"关口前移,预防为主"的理念,系统、全面介绍癌症早筛科普常识,为我国广大公众如何科学防癌提供了科学建议和权威资讯。

本书的推广宣传也将纳入由中国抗癌协会、爱筛网联合发起的"中国肿瘤早筛科普工程"项目,以"八位一体"科普组织体系为抓手,利用全国学会的行业资源、专家优势,组织开展一系列关于肿瘤早筛的科普宣传、技术指导和服务协作,深入推动科普知识创作、早筛指南推广、早筛智库建设、专家咨询服务等工作,为广大群众提供权威、专业、实用、生动的肿瘤早筛科普指导，共同推动肿瘤防治事业的快速发展。

上工治未病。肿瘤防控，早筛关键；早诊早治，科普为先。

赵勇 董恒磊

2022 年 1 月

目　录

第一章　癌症预防概论

第二章　癌症危险因素

第三章　常见癌症的预防与筛查

第一章

癌症预防概论

癌症常识

▶ 肿瘤的定义

肿瘤是严重威胁人类健康的疾病,它历史久远,其记录至少可追溯到 3000 年前。我国在商朝,甲骨文上已经有"瘤"的病名。窦汉卿所著的《疮疡经验全书》对乳腺恶性肿瘤有这样的描述:"捻之内如山岩,故名之,早治得生,迟则内溃肉烂见五脏而死。"然而,古人对这类疾病的看法只是粗浅的经验之谈。直到近代,由于显微镜的发明,人们对肿瘤才有了更深入的认识,并有机会逐步揭开肿瘤发生和发展的神秘面纱。

肿瘤是一种人类自身细胞异常增殖引发的疾病,是机体在各种内外因素的作用下,局部组织的某一个细胞在基因水平上失去对其生长的正常调控,导致克隆性异常增殖而形成的病变。医学界一般将肿瘤分为良性和恶性两大类。

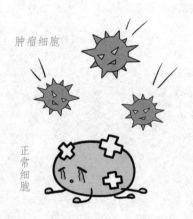

肿瘤细胞

正常细胞

在正常情况下,人体细胞的增殖和衰亡是有序进行的,并受到来自各方面的调控,所以人体各个组织和器官能够协调工作。即使是在严重创伤后的修复过程中, 机体细胞的增殖也限于一定程度和一定时间之内,这称为生理性增殖,属于正常现象。当受到某些因素影响时,人体某个器官或组织的细胞会脱离原先的制约机制，似脱缰之马般失控性地增殖，并在细胞形态和功能上"误入歧途"，这便形成了肿瘤。通俗地讲，如果把各种传染病看作是外界生物对人体的侵袭，那么肿瘤便是人类自身细胞的"叛变"。

▐▶ 癌症和肿瘤的关系

肿瘤有良性和恶性之分。良性肿瘤通常生长缓慢，切除后一般不复发或少复发，也不会发生转移，在形态上接近于正常细胞和组织；恶性肿瘤通常生长较快，往往会复发、转移，并有明显的异型性。一般来说，恶性肿瘤对人体会产生严重危害；而良性肿瘤，只有当它们生长于某些关键部位（如大脑）或者分泌过多的异常物质时，才会产生较严重的后果。

肿瘤的良性、恶性有时并非泾渭分明，有的良性肿瘤局部复发率较高，有的则会渐渐向恶性肿瘤转化，也就是客观上存在一些交界性的肿瘤，因此，对良性肿瘤、交界性肿瘤也应给予重视。

人们通常将恶性肿瘤统称为"癌症"，几乎所有的人体器官和组织都可能发生癌症。但严格地讲，癌是指起源于上皮组织的一类恶性肿瘤，如肝癌、乳腺癌等，约占恶性肿瘤的90%。10%起源于骨、肌肉、血管等间叶组织的恶性肿瘤，统称为肉瘤，如横纹肌肉瘤就是起源于横纹肌细胞的恶性肿瘤。

▐▶ 癌症的病因

人体发生癌症的原因很多，总的来说，其发生既与外源性致癌因素的性质、强度和作用时间有关，也与人体的内在因素有重要关系。尽管外源性致癌因素的存在容易诱发癌症，但处于同样条件下，接触同质、同量致癌因素时，有的人发病，有的人则不发病。由此可见，外源性致癌因素虽然很重要，但必须在内在因素的基础上才能起作用。反之，尽管人体的内在因素是决定肿瘤是否发生的关键，但在肿瘤的研究中，对环境致癌因素的查找和消除是不可忽视的重要环节。

3

▶▶ 外源性致癌因素

1.物理性致癌因素

物理性致癌因素包括热、机械、紫外线、放射线等长期慢性刺激。长期紫外线照射，可使皮肤鳞状细胞癌的发生风险提高；长期与大剂量放射性物质接触，如开采放射性矿物或长期在放射性污染地区居住的居民,肺癌和白血病的发病率明显高于其他地区；食管癌患者大多有长期吃过热、过硬食物的不良饮食习惯。

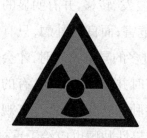

当心电离辐射

2.化学性致癌因素

长期接触某些化学物质可能引发肿瘤。研究发现,有致癌作用的化学物质包括以下几类。

（1）化学元素。铬与肺癌,镍与肺癌和鼻咽癌,砷与皮肤癌和肝癌,镉与前列腺癌之间都存在一定的联系,长期大量接触此类化学元素可使患癌风险明显升高。其他元素,如铅、铁、锌、硫等也与肿瘤发病风险升高有关。

（2）环状碳氢化合物。国外很早就发现扫烟囱的工人易患阴囊癌,后来又发现经常接触煤焦油易患皮肤癌。研究证实,煤烟灰和煤焦油中含有环状碳氢化合物,这种物质具有致癌作用。其中最常见的为3,4-苯并芘。

（3）亚硝胺化合物。亚硝胺可存在于饮用水和食物中,其含量增高的地方,往往食管癌的发病率也高；结肠癌的发病也与亚硝胺的存在有关。动物实验证明,亚硝胺能诱发动物的多种肿瘤,主要是食管癌、肺癌和肝癌。

3.生物致癌因素

(1)病毒。病毒是重要的生物致癌因素。近年来,病毒致癌的研究有了很大的进展,已经证明百余种动物肿瘤是由病毒引起的。在人类肿瘤方面,从非洲儿童淋巴瘤和一些鼻咽癌患者的肿瘤组织中分离出的疱疹病毒(EB病毒),从乳腺癌、白血病、宫颈癌、恶性黑色素瘤和某些肉瘤中也发现了类病毒颗粒。免疫学研究也证实了部分肿瘤患者的血清中有抗病毒抗体。这些都说明病毒与肿瘤的发生有着密切的关系。有人认为,病毒是机体内潜伏的致癌因素,如果这种潜伏因素在一定条件下被激活,就可能诱发肿瘤。关于病毒与癌症的关系,我们将在感染性因素部分中详细介绍。

(2)真菌。一些粮食、食物和蔬菜中含有真菌,如黄曲霉菌、镰刀菌、交链孢属、杂色曲霉菌等,其中黄曲霉菌产生的黄曲霉素有较强的致癌作用。据调查,肝癌发病率高的地区,食物中黄曲霉菌含量较高。动物实验证明,含黄曲霉菌的谷物可诱发肝癌和胃癌。

(3)寄生虫。据报道,肝吸虫病患者中胆管型肝癌的发病率较高,日本血吸虫病患者中直肠和结肠癌的发病率较高。这部分内容我们将在感染性因素部分中详细介绍。

内源性致癌因素

1.遗传因素

目前发现多种肿瘤均有较明显的遗传倾向或家族聚集性,尤其是视网膜母细胞瘤、肾母细胞瘤、乳腺癌等,但是其详细机制迄今未明。对大多数与遗传有关的肿瘤而言,遗传仅是一种倾向,即由于遗传或遗传性疾病所具有的DNA或染色体改变,使人体对病毒、化学致癌物质或物理性致癌因素的敏感性提高,从而影响DNA分子的正常修复,再加上某些免疫反应,进而促使肿瘤形成。

2.免疫状况

正常人体具有抗肿瘤免疫功能,如果这种免疫功能足够强大,可以消灭肿瘤细胞;如果这种免疫功能减弱,在致癌因素作用下就容易发生肿瘤。所以,肿瘤的发生与机体的免疫状况关系密切。当机体处于免疫抑制或免疫缺陷时,常发生淋巴系统及与病毒相关的恶性肿瘤。

3.内分泌功能紊乱

激素是神经体液调节机体发育和功能的重要物质,各种激素按照对立统一的规律,维持着动态平衡的关系。当疾病或某种外因引起内分泌紊乱的时候,动态平衡被打破,某些激素异常作用于相应的组织器官,导致细胞的异常增殖和癌变。例如,女性激素分泌过多易发生乳腺和子宫肿瘤;男性激素分泌过多,易发生前列腺癌。

4.精神因素

祖国医学认识到某些肿瘤是由于七情郁结、气血凝滞而引发的。不少肿瘤患者在发病过程中有过精神创伤的历史,因此,人的精神状态与肿瘤发生可能有着一定的关系。现代医学认为,各种刺激因子长期而过度地作用于中枢神经系统,导致高级神经活动功能衰退,正常的物质代谢失调,使致癌因素发挥作用而形成肿瘤。动物实验发现,给动物造成过度精神紧张更容易诱发肿瘤。

▶ 全球癌症现状

根据全球癌症新发病例统计,肺癌和女性乳腺癌是最主要的两种癌症类型。据统计,2018 年这两种癌症各有 210 万的新增患者,在全球癌症发病率中占比为 11.6%。结直肠癌新增 180 万患者,占比为 10.2%,是第三大最常确诊的癌症,前列腺癌位列第四(新增 130 万患者,占比7.1%),胃癌位列第五(新增 100 万患者,占比 5.7%)。

根据全球癌症死亡病例统计,肺癌仍是最大的杀手(180 万人死亡,占总数的 18.4%)。紧随其后的是结直肠癌(88.1 万人死亡,占比 9.2%),胃癌位列第三(78.3 万人死亡,占比 8.2%),然后是肝癌(78.2 万人死亡,占比 8.2%），女性乳腺癌位列第五（62.7 万人死亡，占比 6.6%）。

在男性癌症患者中，肺癌是最常见的恶性肿瘤，同时也是男性患癌症死亡的首要原因（几乎 1/5 的癌症死亡患者死因是肺癌）。在男性患者中，发病前三位的恶性肿瘤为肺癌（14.5%）、前列腺癌（13.5%）和结直肠癌（10.9%）；死亡率前三位的癌症分别为肺癌（22.0%）、肝癌（10.2%）和胃癌（9.5%）。

女性癌症患者中，乳腺癌是最常见的癌症类型（24.2%，全球范围内 1/4 的女性新发癌症病例均为乳腺癌），在 154 个国家和地区最为常见。乳腺癌是女性癌症患者的头号杀手（死亡率为 15%），紧随其后的是肺癌（死亡率为 13.8%）和结直肠癌（死亡率为 9.5%），宫颈癌的发病率和死亡率都排在第四位（发病率为 6.6%，死亡率为 7.5%）。

▶▶ 我国癌症现状

根据发病患者数量，肺癌位居我国恶性肿瘤发病人数首位，2019 年我国肺癌发病患者数为 78.4 万，排名第二至第十的分别为胃癌、结直肠癌、肝癌、乳腺癌、食管癌、甲状腺癌、宫颈癌、脑癌、胰腺癌。前十位恶性肿瘤发病人数约占全部恶性肿瘤发病人数的 3/4 以上。

位居男性发病人数首位的是肺癌，每年新发病例约 52.0 万，其他高发恶性肿瘤依次为胃癌、肝癌、结直肠癌、食管癌等，前十位的恶性肿瘤发病人数约占男性全部恶性肿瘤发病人数的 82.2%。位居女性发病人数首位的是乳腺癌，每年发病人数约为30.4 万，其他主要的高发恶性肿瘤依次为肺癌、结直肠癌、甲状腺癌、胃癌等，女性前十位恶性肿瘤发病人数约占女性全部恶性肿瘤发病人数的 79.1%。

按死亡人数顺位排序，肺癌位居我国恶性肿瘤死亡第 1 位，2015 年我国因肺癌死亡的人数约为 63.1 万例，死亡率为 45.87 / 10 万。其他主要恶性肿瘤死亡顺位排序依次为肝癌、胃癌、食管癌、结直肠癌等。死亡排名前十的疾病与发病率排名前十的疾病存在较为明显的差异，这是由于不同癌症的生存率存在明显差异，例如，甲状腺癌发病率排名前十,但是死亡率相对较低。

男性和女性恶性肿瘤的死因顺位略有差异,男性依次为肺癌、肝癌、胃癌、食管癌、结直肠癌等,女性依次为肺癌、胃癌、肝癌、结直肠癌和乳腺癌等。

▶▶ 全球癌症流行趋势

世界卫生组织下属国际癌症研究机构(IARC)于 2018 年 9 月发布了最新的全球癌症统计数据《全球癌症报告》,提供了全球 185 个国家和地区的 36 种癌症的发病率、死亡率等相关数据。

2018 年全球新增 1810 万例癌症病例,死亡人数达 960 万。全球范围内 1/5 的男性和 1/6 的女性均会患癌,1/8 的男性和 1/11 的女性会因此死亡。全球几乎一半的新发癌症病例(48.4%)及超过一半的癌症死亡病例(57.3%)都发生在亚洲,很大程度上这是因为亚洲有着全球近 60%的人口。全球癌症新发病例占比排名第一位为亚洲(48.4%),其次是欧洲(23.4%),随后是美洲的美国(21%)。死亡率占比排名第一位是亚洲(57.3%),其次是欧洲(20.3%),随后是美洲的美国(14.4%)。相比世界其他区域,亚洲和非洲的癌症死亡率要高于他们的发生率,因为这些地区癌症预后不佳,且高死亡率癌症更为高发。

根据世界卫生组织 (WHO)2020 年 2 月最新的《2020 年世界癌症报告》,在未来的 20 年中,全世界的癌症病例数可能会增加 60%。在中低收入国家增幅可能高达 81%。癌症仍然是危害全球人类健康的主要因素。

▶▶ 我国癌症流行趋势

2019 年 1 月,国家癌症中心发布了最新一期的全国癌症统计数据。报告显示,2015 年全国恶性肿瘤发病约 392.9 万人, 较 2014 年增加 12.5 万,增长率为 3.2%;这意味着,平均每天有超过 1 万人被确诊为癌症,每分钟有 7.5 人被确诊为癌症。与历史数据相比,癌症负担呈持续上升态势。

恶性肿瘤的发病与死亡存在性别差异。肺癌位居男性发病首位,而乳腺癌为女性发病首位。男性恶性肿瘤发病相对女性较高,且发病谱差异较大。甲状腺癌近年来增幅较大,在女性恶性肿瘤发病谱中,目前已位居发病第四位。男性前列腺癌的发生近年来的上升趋势明显,已位居男性发病第六位。

恶性肿瘤的发病与死亡存在地区性差异。城乡恶性肿瘤发病水平逐渐接近,但恶性肿瘤负担差异仍然较为明显,表现在城市恶性肿瘤发病率高于农村,而农村恶性肿瘤死亡率高于城市。这可能与城乡癌症发病谱差异有关,农村地区以上消化系统肿瘤如食管癌、胃癌、肝癌等预后较差的恶性肿瘤为主,而城市地区则以结直肠癌、乳腺癌等恶性肿瘤为主。

恶性肿瘤的发病与死亡存在年龄差异。从年龄分布看,恶性肿瘤的发病随年龄的增加而上升。40岁以下青年人群中,恶性肿瘤发病率处于较低水平,从40岁以后开始快速升高,发病人数分布主要集中在60岁以上,至80岁年龄组达到高峰。不同恶性肿瘤的年龄分布均有差异。

总之,我国恶性肿瘤负担较重,城乡差异较大,地区分布不均,癌症仍然是危害我国居民健康的主要因素之一。

癌症的三级预防

▐▶ 癌症,一种可防可治的慢性病

癌症是外因(环境)与内因(基因)相互作用的产物,癌症的发生是一个长期、慢性、多阶段的过程。从正常细胞演变为癌细胞,再形成危及人体健康的肿瘤,通常需要10~20年,甚至更长的时间。以结肠癌为例,从正常黏膜组织到腺瘤的形成至少需要5~20年的时间,然后再经过5~15年的时间演变为结肠癌。又如宫颈癌,细胞学检查可以发现鳞状上皮细胞的异常,低级别病变逐渐演变为高级别病变,形成原位癌,再发展到浸润癌,大概需要10~30年的时间。这个过程是非常缓慢的,对于

21~29 岁的女性建议每 3 年做 1 次细胞学检查,30~65 岁的女性每 5 年做 1 次细胞学与高危型人乳头状瘤病毒的联合筛查，就可以达到早期发现宫颈癌的目的。

然而,国际抗癌联盟(UICC)曾在世界范围内做过调研,发现在中低收入国家,人们对癌症的看法很悲观,往往谈癌色变,认为癌症没有什么治疗办法,患癌症就等同于被判死刑。而在高收入国家,人们对癌症持此看法的较少。癌症等于绝症这种错误的看法可能影响人们参与癌症筛查的积极性,不利于癌症的早期发现和治疗。

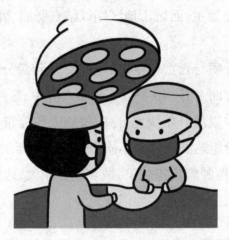

随着医学的发展,人们对癌症的认识逐渐加深,尤其各国普遍重视癌症的病因预防和早诊早治,伴随着临床医学诊疗技术的不断提高,全世界范围对癌症的预防、治疗现状较以前得到了很大改善。人们逐渐认识到癌症危险因素会加速肿瘤的发生、发展。但很多因素是可控的,比如吸烟、化学致癌物的接触、长期紫外线的照射、高危型人乳头状瘤病毒的持续感染、幽门螺杆菌的持续感染等。当我们正确识别危险因素并及时去除,在一定程度上能预防癌症的发生或者说延缓癌症的发生。因此,癌症是一种可防可治的慢性病。

▮▶ 癌症的三级预防

1981 年, 世界卫生组织顾问委员会曾发表公告指出:"癌症中 1/3

是可以预防的,1/3 可以治愈,1/3 经过积极治疗可以延长患者寿命。"根据这一著名的"3 个 1/3",医学家们提出了癌症的三级预防概念。

一级预防即病因预防,是明确告知各种致癌因素,降低易感人群发病率。一级预防是性价比最高的降低癌症发病率的方法。常见的癌症危险因素我们将在下文详细介绍。

二级预防即三早预防,早发现、早诊断、早治疗,就是在疾病早期或癌前病变期通过定期检查将其发现,早诊断其性质以控制其发展,提高治愈率。癌前病变本身不是癌,但是在其基础上容易进展成癌。筛查是目前癌症预防的关键。

三级预防即临床后预防,是在患者诊断癌症并完成治疗后的康复,主要目的是提高患者的生存质量、减轻痛苦、延长生命。肿瘤是一种全身性疾病,临床表现各异,一旦确诊,需要到专科医院就诊,专科医生根据患者的个体情况制定合理的治疗方案,避免延误病情。在治疗患者时,设法预防癌症复发和转移,防治并发症和后遗症,提高生存率、康复率。治疗后的患者需要康复,康复过程中需要营养支持、心理治疗、体育锻炼,以提高生活及生存质量。

▶ 癌症三级预防的成效

随着传染病的有效控制和人类平均寿命的延长,癌症已经成为全球范围内严重危害人类健康的重大疾病。经过多年的尝试与不断努力,人类已经在癌症预防领域取得了不菲的成绩。控烟运动使得欧美国家的肺癌发病率自 20 世纪 90 年代开始下降。随着 HPV 疫苗的出现和宫颈癌早期筛查技术的进步,宫颈癌的死亡率也不断降低。乙型肝炎病毒疫苗接种、抗丙型肝炎病毒治疗及清除幽门螺杆菌感染的普及,使与之相关的肝癌和胃癌的发生不断减少。

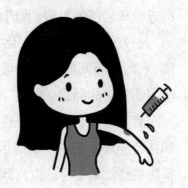

HPV 疫苗接种

美国癌症协会(ACS)2020年度癌症统计数据显示,美国癌症死亡率1991—2017年下降了29%,2016—2017年下降了2.2%,呈现出最大年度降幅。美国癌症死亡率在过去26年一直保持下降趋势,总体癌症死亡率在2008—2017年每年平均下降1.5%,这意味着从1991年至今避免了290万例癌症患者死亡。

美国近26年总体癌症死亡率的降低得益于4种常见肿瘤死亡率的下降,即肺癌、结直肠癌、乳腺癌和前列腺癌。这得益于戒烟、肺癌早诊和治疗领域的进步,肺癌死亡率的降低出现较快进展。相比之下,结直肠癌、乳腺癌和前列腺癌方面的进展较慢。

在全球肺癌发病率和死亡率总体呈增长趋势的形势下,美国肺癌的死亡率逐年下降。究其原因,除了吸烟率的稳步下降(这是肺癌发病率和死亡率下降的首要原因)之外,还包括肺癌早期筛查技术的完善和推广,这让更多的癌症患者在早期发现时就及时给予干预和治疗,从而提高了整体的5年生存率。此外,基于分子诊断等创新技术的应用,让患者可接受比化学治疗(化疗)效果更好、副作用更小的精准靶向、免疫药物治疗等。

▐▶ 全球癌症预防挑战

尽管我们已经在癌症预防领域取得了一定的成绩,尤其是控烟,但预防癌症并不仅仅是禁烟限酒那么简单,而是体现在从预防风险因素到早期发现,再到治疗和姑息性治疗癌症的全过程中。同时,随着社会的进步和经济的发展,我们也面临很多新的挑战。

一方面,伴随着工业化发展,工业污染物的排放及其所致的空气污染、水污染等问题不断加重,随之而来的致癌因素的出现,使得癌症预防面临着新的问题。

另一方面,由于不同地区癌谱不同、病因构成不同、文化背景差异和社会经济发展不平衡等因素,造成癌症预防实施方案不同或相同的预防措施效果不一。以宫颈癌为例,尽管人乳头状瘤病毒(HPV)疫苗预防宫颈癌的效果已经众所周知,但经济水平的落后严重制约了非洲多数国家的宫颈癌预防和筛查。宫颈癌仍是低收入国家女性患癌死亡的首要因素。流行病学数据显示,低收入国家的宫颈癌发病率是高收入国家的 2 倍,死亡率是后者的 3 倍。就个体而言,高收入人群能享受较好的医疗卫生服务,能够较早地发现癌症并得到更好的治疗。

因此,癌症预防也需要因地制宜,采取精准化的预防策略,以期有效减少癌症危害。

▶ 我国癌症预防现状

据全球癌症负担估计,中国癌症新发病例和死亡病例分别占全球的 23.7% 和 30.2%。在全球 185 个国家或地区中,中国的癌症发病、死亡情况位居中等偏上水平,食管癌、胃癌、肝癌等发病和死亡约占全球的一半。与欧美发达国家相比,一方面,预后较差的消化系统肿瘤在我国发病率较高;另一方面,预后相对较好的乳腺癌、甲状腺癌等癌种的早期诊断率较低,总体生存率仍然不高。从全球范围来看,我国癌症负担较重,癌症防控形势严峻。

我国的恶性肿瘤发病、死亡城乡分析结果显示,城市的发病率略高于农村,而农村死亡率略高于城市,但城乡恶性肿瘤发病与死亡的差异逐渐减小,可能是由于恶性肿瘤危险因素的城乡差异在缩小,由吸烟、慢性感染、饮食习惯、空气污染等导致的发病率日趋接近。而农村的医疗资源相对匮乏,防癌意识相对薄弱,导致农村恶性肿瘤死亡率仍然偏高。

总之,我国恶性肿瘤负担日益加重,城乡差异较大,地区分布不均衡,癌症防控形势严峻。发达国家和发展中国家的癌谱并存,防治难度巨大。同时,人们的健康及疾病防范意识仍然有待提高,加之医疗卫生资源分配不平衡等问题,我国癌症预防事业面临严峻挑战,当下国内的癌症情况恰似全球的缩影。

目前,我国正在全面推进合理膳食、全民健身、控烟行动、健康环境促进、职业健康保护等健康促进行动。《"健康中国 2030"规划纲要》和《国务院关于实施健康中国行动的意见》中明确指出,倡导积极预防癌症,推进早筛查、早诊断、早治疗,降低癌症发病率和死亡率,提高患者生存质量。有序扩大癌症筛查范围。推广应用常见癌症诊疗规范。提升中西部地区及基层癌症诊疗能力。加强癌症防治科技攻关。加快临床急需药物审评审批。到2022 年和 2030 年,总体癌症 5 年生存率不低于 43.3% 和 46.6%。

▶ 一级预防:最经济的防癌措施

世界卫生组织及各国的癌症研究机构在癌症的一级预防方面提出了很多指导和建议,列举如下。

1.世界卫生组织提出健康四大基石

1992 年,世界卫生组织在著名的《维多利亚宣言》中首次提出健康四大基石概念,即合理膳食、适量运动、戒烟限酒、心理平衡。

(1)合理膳食。合理膳食是指能提供全面、均衡营养的膳食。食物多样才能满足人体的各种营养需求,达到营养平衡、促进健康的目的。一日三餐要合理安排,定时定量。要做到早饭吃好、午饭吃饱、晚饭吃少。在日常生活中,要做到不暴饮暴食,不经常在外就餐,要少吃油脂高、过甜、过咸的食物。饮水要少量多次,不能等到口渴时才饮水。

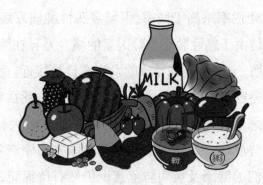

(2)适量运动。适量运动不但有助于保持健康体重,还能够降低高血压、卒中、冠心病、2 型糖尿病、结肠癌、乳腺癌、骨质疏松等慢性疾病的风险。适量运动还有助于调节心理平衡,减轻心理压力,缓解抑郁和焦虑症状,改善睡眠。要养成经常运动的习惯,动则有益,但要适度量力,贵在坚持。

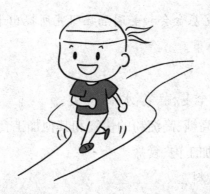

（3）戒烟限酒。烟草烟雾中含有多种化学物质,其中许多是有毒有害物质。这些物质可随烟草烟雾到达肺泡深部,迅速被人体吸收并危害健康,因此每一个吸烟的人都应该戒烟。饮酒不宜过量,即使饮酒也尽可能饮用低度酒,并将饮酒量控制在适当的限量内。

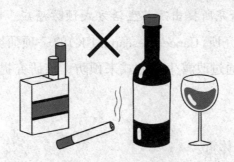

（4）心理平衡。保持一种良好的心理状态,即能够恰当地评价自己、有效应对日常生活中的压力、坚持健康的工作和学习习惯。保持这样的心理状态,就能拥有乐观、开朗、豁达的生活态度,进而对家庭和社会有所贡献。将目标设定在自己能力所及的范围内,建立良好的人际关系,积极参与社会活动等都有助于个体保持自身心理状态的平衡。

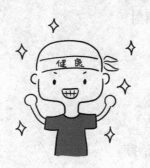

15

2.世界癌症研究基金会和美国癌症研究所提出十大防癌建议

(1)保持健康体重。

(2)经常运动。

(3)多吃全米/全麦、蔬菜、水果、豆类。

(4)少吃高脂、高糖、高淀粉的快餐和其他加工食品。

(5)少吃红肉、加工肉、食盐。

(6)少喝含糖饮料。

(7)少喝酒、不抽烟。

(8)不用药物防癌。

(9)妇女尽可能给孩子哺乳。

(10)癌症患者尽可能听从专家建议。

3.英国癌症研究所提出改善生活方式预防癌症

英国癌症研究所(Cancer Research UK)的一项研究发现,40%左右的癌症发病可以通过改善生活方式来预防,该研究提出降低癌症风险的13种方式。

(1)戒烟。

(2)保持健康体重。

(3)健康饮食。

(4)注意防晒。

(5)避免接触致癌物,如石棉。

(6)预防感染,如HPV、幽门螺杆菌(HP)。

(7)限酒。

(8)避免不必要的辐射。

(9)少吃加工肉类。

(10)避免空气污染。

(11)尽量母乳喂养。

(12)多做运动。

(13)尽量减少激素治疗。

▶ 一级预防的成功措施

1.控烟

研究表明,吸烟是大约 1/5 癌症的危险因素之一,并且至少与 14 种不同类型的癌症相关,其中关系最为密切的是肺癌。80%以上的肺癌可以归因于吸烟, 长期吸烟者比不吸烟者的肺癌发病率增加了 10~20 倍,开始吸烟的年龄越小,患肺癌的概率越高。若将不吸烟者的肺癌死亡率设为 1, 则 15 岁以下、20~24 岁和 25 岁以上开始吸烟者的肺癌死亡率分别为 20、10 和 4。除此之外,与不吸烟者相比,吸烟者的喉癌、口腔癌、鼻咽癌、胰腺癌、食管癌、膀胱癌等癌症的发病风险均有不同程度的增加。吸烟不仅增加了罹患多种癌症的风险,还会对癌症患者的治疗产生不利影响,包括复发率的增加、第二原发癌症的增加、生活质量变差等。

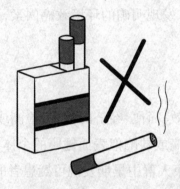

通过控烟,美国自 20 世纪 90 年代开始,肺癌的发病率已经有所下降,其中以加利福尼亚州最为明显。 1988 年美国加利福尼亚州政府通过大力开展戒烟运动、提高烟草税、限制青少年买烟等措施,使得该州的吸烟率、人均吸烟数目、烟草消耗量明显下降。1990 年至今,该州的成人吸烟率从 42.4%降到了 16.8%,死于肺癌的男性降低了 45%,女性降低了 19%。

尽管通过一系列的控烟措施, 全球的吸烟率已经有所下降, 但据估计,全球仍有近 10 亿吸烟者,其中 80%的吸烟者集中在中低收入国家。我国拥有全世界 1/3 的肺癌患者及 1/3 的烟民,虽然我国颁布了室内禁烟的法规,但成效还需要时间显现。希望更严格的法律法规能尽快在全国普及,以降低肺癌的发病率。控烟,仍是做好癌症预防工作的首要任务。

2.接种疫苗

针对乙型肝炎(乙肝)病毒(HBV)和 HPV 的疫苗可分别减轻未来肝癌和宫颈癌的发病率,特别是在发展中国家,出生后接种乙肝疫苗可避免 70 万人感染乙肝病毒。

▌▶ 二级预防:筛查是癌症早期发现的关键

不同癌症的病因、发病过程、临床特点及预后转归均不相同。因此,其筛查及诊断方法、治疗方法及预防措施也不尽相同。例如宫颈癌,因其具有较明确的致癌因素, 在宫颈癌的预防中更强调疫苗的接种以期减少癌症的发生,同时结合宫颈癌的筛查以实现早期发现。但对于前列腺癌而言,目前尚没有发现明确的环境致癌因素,预防的重心则放在癌前病变的筛查上。

▌▶ 筛查的重要性

筛查是指运用有效、简便、经济的检查、检测或其他方法,将健康人群中那些可能患有疾病或缺陷但表面健康的个体, 同那些可能无病者鉴别开来。它是从健康人群中早期发现可疑患者的一种措施,并不是对疾病的诊断。通过筛查以期早发现、早诊断及早治疗癌症,最终降低人群癌症的死亡率。

筛查分为机会性筛查和群体筛查。机会性筛查是个体主动或自愿到提供筛查的医疗机构进行相关检查;群体筛查是国家、地区或单位实体有组织地为人群提供的检查。

▌▶ 适合筛查的癌症

目前,很多种癌症都没有公认的人群筛查方案。从卫生经济学角度出发,也并非每种肿瘤都适合进行筛查。一般来说,适合进行人群筛查的肿瘤应具有如下特征。

(1)发病率较高。

(2)预后不佳,死亡率高。

(3)有可能检出"播散前期"。

(4)有明确筛查方法。

(5)筛查检出的可疑病例有早期确诊方法。

(6)存在有效治疗方法并且可实施有效的治疗。

符合上述条件的肿瘤种类并不多。美国癌症协会推荐筛查的肿瘤为乳腺癌、宫颈癌、结直肠癌和前列腺癌。日本根据本国特点进行了很多胃癌筛查的相关工作。我国在食管癌、肝癌、鼻咽癌的筛查方面进行了有特色的研究。

▶ 癌症筛查的成效

早发现癌症意味着有机会进行更有效的治疗,甚至治愈疾病。前列腺癌的 5 年生存率约为 99%,甲状腺癌约为 98%,睾丸癌约为 95.1%,黑色素瘤约为 91.7%,早期乳腺癌(0 期和 I 期)为 99%~100%。

结直肠肿瘤从良性发展到恶性,通常需要 15 年以上,如果能在早期发现,治愈率非常高。美国结直肠癌发病率以每年 3%的速度下降,这主要得益于筛查,尤其是肠镜检查的普及。美国推荐 50 岁以上人群进行肠镜筛查,虽然在 2000 年接受筛查人群的比例只有 21%,但到 2015 年已经上升至 60%。

胃癌高发于东亚地区,日本、韩国的胃癌早期发现率和生存率远远高于我国,这主要得益于胃镜的普及。内镜检查是胃癌和结肠癌最可靠的筛查方法,而我国内镜检查的普及率较低,人群接受度不高,这是今后癌症筛查策略的重点之一。

▶ 我国现行的癌症筛查策略

近 10 年来,我国陆续开展了多项癌症筛查与早诊早治项目,包括由原国家卫生和计划生育委员会牵头，针对城市女性为主的中央财政转移支付乳腺癌筛查项目、针对农村女性的国家重大公共卫生"两癌"筛查项目。这些项目的开展取得了一定的社会效益，也提高了民众对癌症的认知及参与癌症筛查的积极性和主动性。

然而，与我国人口规模相比，目前政府组织的筛查项目的覆盖范围比例仍然较小。2019年发布的《国务院关于实施健康中国行动的意见》中明确提出要"有序扩大癌症筛查范围"。近年来，在借鉴国际癌症筛查经验与策略的基础上，结合我国国情，不少国内学术团体也纷纷提出适合我国的癌症筛查共识与策略。我们将在第三章常见癌症的预防与筛查中详细介绍。

癌症的生物学行为 ✎

▶ 癌前病变的简介

癌症的发生及发展过程经历3个阶段，即癌前病变、原位癌、浸润癌。若能在癌前病变时期予以高度重视，并加以有效处理，可将癌症扼杀于摇篮之中。那么到底什么是癌前病变呢？

所谓癌前病变是指继续发展下去具有癌变可能的某些病变，例如黏膜白斑、交界痣、慢性萎缩性胃炎、结直肠多发性腺瘤性息肉、某些良性肿瘤等。有以下3点值得注意。

● 癌前病变并不是癌，也不意味着必然发展为癌，因此不能将其与癌症等同。

● 不是所有的癌前病变最终均会演变成癌症，因此也不要扩大癌前病变的范畴，造成不必要的心理负担。例如普通皮肤痣和消化性溃疡等。

● 不是所有的癌症在发生、发展过程中均有癌前病变阶段。

基于以上3个方面，发现癌前病变时，我们无须惊慌失措，背上沉重的思想包袱，应采取积极正确的态度去面对。如需手术，应积极治疗；如需复查，应主动定期复查。平时要注意养成良好的饮食、生活习惯，保持心情愉悦,定期参加体检,争取早发现、早诊断、早治疗,真正做到防"癌"于未然。

▶ 常见的癌前病变

1.黏膜白斑

黏膜白斑是指发生于口腔或外阴等黏膜处的白色角化性疾病,临床以病变部位点状、片状、条状灰白或乳白的角化性斑片为特征,具有恶变为鳞状细胞癌的可能。口腔黏膜白斑病多见于中年以上男性,外阴黏膜白斑病多见于闭经后的女性。既往过度夸大了黏膜白斑的恶变可能,随着对这种疾病认识程度的不断提高,发现其恶变概率为4%~6%。

尽管恶变概率不高,但黏膜白斑作为癌前病变的一种,应积极予以处理。一般来说,病因简单、病情较轻的白斑病,在去除病因或经简单治疗后常可治愈。但对于病情较重、药物治疗无效或不能除外恶变可能者,应手术切除。目前,对这种疾病尚无特效预防性药物,需加大科普宣传,增加人们对本病的认知。特别提醒要多注意口腔及外阴部卫生,尽可能早发现、早处理。

2.交界痣

交界痣的特征是在表皮和真皮交界处有痣细胞活动,具有恶变倾向,可发生在任何部位,应特别警惕手掌、足底等易受刺激部位的交界痣。多为褐色或黑色斑疹,可稍隆起2~8mm,呈圆形,边界清楚,颜色均一,表面光滑、无毛。尽管其有恶变倾向,但甚少最终演变为恶性黑色素瘤。

若出现以下情况,应高度警惕:①生长速度突然加快,短期内明显增大;②颜色明显加深,或颜色不均匀;③原来有毛发生长的,突然脱落;④局部有瘙痒和疼痛感;⑤痣表面潮湿或结痂;⑥痣表面有糜烂、破溃、出血和发炎;⑦痣边缘突然向周围扩展,边缘由清晰变为不规则,与正常皮肤界限不清或在痣的四周有红晕;⑧痣中央出现硬结或在痣的四周出现卫星样散在的微小色素斑点、结节。此时应及早就医,进行相关检查,手术切除是唯一的治疗方法,若经病理证实为恶性,则需根据浸润深度,再进一步选择适合的治疗方案。

3.慢性萎缩性胃炎

慢性萎缩性胃炎是以胃黏膜上皮和腺体萎缩、数目减少、胃黏膜变薄、黏膜基层增厚,或伴幽门腺化生和肠腺化生,或有不典型增生为特征的慢性消化系统疾病。常表现为上腹部隐痛、胀满、嗳气、食欲减退、消瘦、贫血等,无特异性。病因包括幽门螺杆菌感染、不良饮食习惯、胆汁或十二指肠液反流、自身免疫力、遗传因素等,是一种多致病因素性疾病及癌前病变。由于症状、体征缺乏特异性,确诊主要靠内镜检查及组织活检。治疗上主要以抗 HP 治疗、保护胃黏膜、抑制胃酸分泌等对症治疗为主。

4.结直肠多发性腺瘤性息肉

结直肠多发性腺瘤性息肉在组织学上多表现为管状腺瘤,少数为管状绒毛状腺瘤和绒毛状腺瘤,多伴有不同程度的不典型增生。临床上主要表现为脱出、便血、黏液血便和里急后重感,甚至贫血、消瘦等全身症状。一般来说,容易癌变的息肉有如下特征:①组织学上属于腺瘤性息肉;②基底宽的带蒂息肉;③直径超过 2cm 的大型息肉或短期内生长迅速的息肉。其中家族性腺瘤性息肉病(FAP)恶变概率高达 100%,需要引起高度警惕。确诊主要依靠内镜检查和组织活检,一经发现,建议手术治疗。

▮▶肿瘤的命名及类型

肿瘤的种类繁多,命名也较为复杂,一般根据组织或细胞类型及生物学行为来命名。

命名的原则如下。

• 良性肿瘤:多在组织或细胞类型名称后加"瘤"字,如腺瘤、平滑肌瘤等。

• 恶性肿瘤:上皮组织来源加"癌"字、间叶组织来源加"肉瘤",如鳞癌、腺癌、腺鳞癌、纤维肉瘤、骨肉瘤等。

• 某些恶性肿瘤,既不叫癌也不叫瘤,而叫"恶性某某瘤",如恶性黑色素瘤、恶性畸胎瘤、恶性神经鞘瘤等。

● 有少数肿瘤不完全依照上述原则,具有特殊的命名方式。良性者如骨母细胞瘤、良性畸胎瘤;恶性者如神经母细胞瘤、精原细胞瘤、白血病、尤文肉瘤、霍奇金淋巴瘤等。尽管这些肿瘤以"瘤"或"病"结尾,但都属于恶性程度较高的肿瘤。

● 在不清楚详细病理类型的情况下,人们多笼统地根据肿瘤的原发部位对其进行命名(器官名称＋癌),如乳腺癌、肺癌、胃癌、肝癌、胰腺癌等。

▶ 淋巴瘤和白血病是癌症

淋巴组织肿瘤是指来源于淋巴细胞及其前体细胞的恶性肿瘤,包括淋巴瘤、淋巴细胞白血病、毛细胞白血病、浆细胞肿瘤等。其中,淋巴瘤占我国所有恶性肿瘤的 3%~4%,根据细胞形态、免疫表型和分子生物学特征,可分为霍奇金淋巴瘤和非霍奇金淋巴瘤两大类,是体内淋巴造血系统唯一的实体肿瘤。

白血病是指骨髓造血干细胞克隆性增生形成的恶性肿瘤。因细胞增殖失控、分化障碍、凋亡受阻等原因,使细胞停滞在不同的发展、发育阶段,其特征是骨髓内异常的白细胞弥漫性增生,取代正常骨髓组织,并进入周围血液,进而浸润肝、脾、淋巴结等全身各组织和器官,造成贫血、出血、感染等。根据病程分为急性白血病和慢性白血病,根据受累细胞系分为淋巴细胞白血病和非淋巴细胞(髓细胞)白血病。

由于淋巴造血系统具有一定的特异性,尽管是恶性程度很高的癌症,机体也未必表现出明显的"成瘤特性"。但淋巴瘤和白血病均属于癌症范畴。

▶ 癌症的分级

同一器官来源、同一病理性质的癌症,其恶性程度也不尽相同。我们常用癌症的"分级"来描述其恶性程度的差异,主要依据病理学上细胞的分化程度、异型性、核分裂的数目等,分为以下 4 级。

● Ⅰ级(G1)为高分化,低度恶性。

- Ⅱ级（G2）为中分化，中度恶性。
- Ⅲ级（G3）为低分化，高度恶性。
- Ⅳ级（G4）为未分化，极高度恶性。

▶ 癌症的分期

癌症一旦确诊，人们最关心的问题就是"有没有转移？""处于早期还是晚期？"这里所说的就是癌症的分期。

癌症的分期指恶性肿瘤的生长范围和播散程度。临床上广泛采用TNM 分期系统，根据肿瘤（tumor，T）大小、淋巴结（node，N）是否累及和转移情况（metastasis，M），该系统主要适用于常见的实体瘤，如乳腺癌、结肠癌、胃癌、胰腺癌和肺癌，但是并不适用于淋巴造血系统的癌症。

1.TNM 分期

T（肿瘤）：原发肿瘤的大小、范围或直接浸润程度。

Tx：无法评估肿瘤。

Tis：原位癌。

T0：没有肿瘤迹象。

T1–T4：原发肿瘤的大小和（或）浸润程度，根据肿瘤体积大小和周围组织受累情况进行分类。

N（淋巴结）：扩散到区域淋巴结的程度（数量或位置）。

Nx：无法评估淋巴结。

N0：区域淋巴结中不存在肿瘤细胞。

N1：肿瘤细胞存在于区域淋巴结中。

N2：肿瘤扩散范围介于 N1 和 N3 之间（并不适用于所有肿瘤）。

N3：肿瘤扩散到更远或多个区域淋巴结（并不适用于所有肿瘤）。

M（转移）：远处转移或癌症扩散到身体的其他部位。

M0：无远处转移。

M1：远处器官转移（扩散至区域淋巴结外）。

2.罗马数字分期(表 1-1)

表 1-1 癌症的罗马数字分期

期别	T	N	M
0 期	Tis	N0	M0
ⅠA 期	T1	N0	M0
ⅠB 期	T0	N1	M0
	T1	N1	M0
ⅡA 期	T0	N1	M0
	T1	N1	M0
	T2	N0	M0
ⅡB 期	T2	N1	M0
	T3	N0	M0
ⅢA 期	T0	N2	M0
	T1	N2	M0
	T2	N2	M0
	T3	N1	M0
	T3	N2	M0
ⅢB 期	T4	N0	M0
	T4	N1	M0
	T4	N2	M0
ⅢC 期	任何 T	N3	M0
Ⅳ期	任何 T	任何 N	M1

▌▶诊断癌症的方法

癌症的诊断主要为临床治疗服务,随着医疗水平的不断进步,癌症的诊断日益精准。目前主要通过 5 种方法对癌症进行诊断。

- 临床诊断,以临床病史和体格检查所获得的资料为依据。
- 化验室、影像学(超声、放射、核素)检查等。
- 手术诊断,主要是外科手术或内镜下医生肉眼见到的大体标本。
- 细胞学诊断。
- 组织病理学诊断,被誉为癌症诊断的"金标准"。组织学的获取手段主要包括空心针穿刺、咬取活检、切取活检和切除活检4种。当然,病理学诊断具有一定的局限性。恶性肿瘤细胞生长并不均一,有些甚至会因为供血不足导致局部坏死,因此,有效取材及标本的正确处理尤为重要。除这些客观原因外,癌症不是一种单一的疾病,已知的肿瘤病理类型多达好几百种,因此,对病理科医生的要求也较高。对于复杂的疑难病例,可以由临床医生、影像科医生和病理科医生共同讨论,以明确最后的诊断。

▮▶ 肿瘤的生长方式

细胞增殖是延续生命的基本形式,癌症也不例外,但两者又存在本质区别。恶性肿瘤细胞是不受机体调控、可无限增殖的,一旦正常细胞变成肿瘤细胞,即可获得无限分裂增殖的能力。

肿瘤的生长方式主要由肿瘤细胞的生物学特性、发生部位及机体的防御能力决定。大体上可分为膨胀性生长、外生性生长和浸润性生长3种类型。

• 良性肿瘤主要表现为膨胀性生长,细胞增殖相对缓慢,且极少侵袭周围组织,单纯地机械性挤压邻近组织,对器官结构和功能的影响较小。

• 良、恶性肿瘤均可表现为外生性生长,指体表、体腔(胸腔和腹腔)或管道器官(消化道、泌尿生殖道)表面的肿瘤向表面生长,并形成突起,形态呈乳头状、息肉状、蕈伞状或菜花状。

• 恶性肿瘤多呈浸润性生长,特点是肿瘤细胞可沿组织间隙、淋巴管或血管浸润并破坏周围组织,向远处转移,生长能力的强弱直接与恶性程度成正比。

▮▶ 癌症的转移

侵袭和转移是癌症最主要的生物学特性。局部侵袭可对正常组织造成压迫、损毁,进而影响正常器官的功能;而远处转移是其区别于良性肿瘤的最主要特征之一。癌症的发展主要遵循以下步骤:细胞无限增

殖 → 周围血管形成 → 细胞脱落并侵袭基质 → 细胞进入循环系统 → 癌栓形成 → 细胞逸出循环系统 → 在继发部位定位并克隆生长 → 转移的癌灶继续扩散。恶性肿瘤细胞可沿组织间隙、淋巴管、血管、浆膜面或黏膜面向周围组织侵袭,表现为淋巴结转移、血行转移及种植性转移。

由于不同肿瘤具有不同生物学特性和组织特异性,所以其常见的转移器官也各不相同。例如,肝癌的肿瘤原发器官血运丰富,多表现为血行转移,最常见的转移部位为原发器官内。卵巢癌最常见的转移途径是直接蔓延和腹腔种植,可直接侵犯邻近器官并广泛种植在盆腹腔、横膈、肝表面。乳腺癌、胃癌容易发生淋巴结转移等。

▌▶ 癌症的治疗方法

大部分早、中期癌症以根治性手术为主,辅以化学治疗、放射治疗和靶向治疗等综合治疗;而晚期患者,多以非手术治疗为主。

1.手术

手术是治疗肿瘤的最古老且最有效的方法之一。许多良性肿瘤,如乳腺纤维腺瘤、脂肪瘤、子宫平滑肌瘤等通过手术切除病灶可完全治愈。早期实体恶性肿瘤,如甲状腺癌、乳腺癌等通过根治性手术,5年生存率可达90%以上。一些晚期肿瘤,虽然失去根治切除的机会,但经姑息性手术后,仍能达到减轻患者痛苦、延长生命的目的。

需要注意的是,并不是所有癌症都有手术切除的可能,如白血病,首选的治疗方案是骨髓移植和化学治疗;而早期鼻咽癌通过单纯放射治疗即可达到治愈。

2.化学治疗

化学治疗简称化疗,通过使用化学药物杀灭癌细胞达到治疗目的。根据化疗应用的不同目的可将其分为根治性化疗、辅助性化疗、姑息性化疗、术前新辅助化疗和腔内化疗。化疗是目前治疗癌症最有效的手段之一,和手术、放射治疗一起并称为"癌症的三大治疗手段"。

化疗

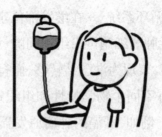

　　手术和放射治疗属局部治疗,化疗是全身治疗,可消灭潜在或已存在的转移病灶。对于白血病、淋巴瘤、绒毛膜上皮癌、生殖细胞恶性肿瘤等,单纯通过化疗有治愈可能。然而,这种非选择性的大范围杀伤,不仅对癌细胞起作用,也会攻击体内的正常细胞,引起毒性反应。临床上常见的化疗药物有紫杉醇、环磷酰胺、甲氨蝶呤、吉西他滨、长春瑞滨,以及阿霉素类、铂类等。不同化疗药物引起的不良反应不尽相同,主要表现为脱发,胃肠道不适(厌食、恶心、呕吐、腹泻、便秘等),骨髓抑制(粒细胞减少),肝、肾功能损伤,心脏毒性,神经病变,肌肉酸痛,神经痛等。

　　3.放射治疗

　　放射治疗即放疗,是利用放射线治疗肿瘤的一种局部治疗方法,一般与手术和化疗联合使用。放疗的效果取决于放射敏感性,不同组织器官及肿瘤组织在受到照射后出现变化的反应程度各不相同。随着对不同组织生物学特性的深入研究,学者发现,部分癌症单纯通过放疗有可能达到痊愈,例如鼻咽癌、精原细胞瘤、某些早期肺癌等,所以放疗在肿瘤治疗中的作用和地位也日益突出。

放疗

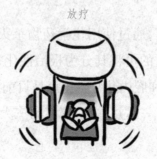

放疗作为一种局部治疗手段,毒性反应不如化疗明显,全身反应主要表现为:厌食、恶心、呕吐、头痛、乏力等;骨髓抑制,如白细胞及血小板减少等;局部反应,如局部皮肤红肿、瘙痒等。

4.靶向治疗

靶向治疗是在细胞分子水平上,针对已经明确的致癌位点的治疗方式(该位点可以是肿瘤细胞内部的一个蛋白分子,也可以是一个基因片段)。靶向治疗以促进肿瘤生长、转移的一些关键分子为靶点,发挥抑制肿瘤生长或促进凋亡的抗肿瘤作用,可与化疗或放疗联合使用。迄今为止,很多靶向药物已经在临床中凸显了极其重要甚至是奇迹般的作用。例如,针对 CD20 阳性非霍奇金淋巴瘤的利妥昔单抗(美罗华)、针对 HER-2 阳性乳腺癌的曲妥珠单抗(赫赛汀)、靶向 VEGF 的贝伐珠单抗(安维汀)、针对多种白血病的酪氨酸激酶抑制剂伊马替尼(格列卫)、针对非小细胞肺癌的吉非替尼(易瑞沙)和厄洛替尼(特罗凯)等。

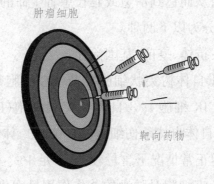

肿瘤细胞

靶向药物

不同于传统的化疗药物,靶向治疗具有创伤小、毒性低、选择性好、适用性好等优点。但靶向治疗也有一定的局限性。

• 单一性。并不是在所有癌症中均存在靶点,若通过检测未识别到基因突变,即"不存在靶点",则靶向治疗无效。例如,曲妥珠单抗(赫赛汀)不适用于 HER-2 阴性的乳腺癌。

• 耐药性。癌细胞非常狡猾,在受到任何类型抗癌药物攻击时都有可能发生突变,通过调控自身表面受体的表达或激活旁路途径来代偿,一旦成功找到新的生存方法,针对之前靶点的分子靶向药物就会失效。

• 不同靶向药物具有不同的毒性反应。尽管这些毒性反应不如传统化疗药物那么明显,但依旧存在,表现形式包括腹泻、心脏毒性、皮疹、高血压、肝肾毒性等。

为弥补"单一靶点"的劣势,现在提倡多靶点联合治疗,例如联合使用 EGFR 和 VEGF 阻断剂治疗肾透明细胞癌,联合使用曲妥珠单抗和帕妥珠单抗治疗 HER-2 阳性的乳腺癌(乳腺癌的双靶治疗)等。

5.生物治疗

生物治疗是一个广泛的概念,涉及一切应用生物大分子进行治疗的方法,是继手术、放疗和化疗之后的第四大肿瘤治疗技术,可改善患者生存质量、延长生命,在治疗恶性肿瘤中有着显著的疗效。生物治疗几乎没有毒性反应,既可用于术后恢复的患者,也可配合放化疗,减轻放化疗的毒性反应,从而达到治愈或延长患者生命的目的。

生物治疗主要分为以下两种。

• 非细胞治疗:抗体、疫苗、基因治疗。

• 细胞治疗:①自体树突状细胞疫苗(DC 细胞);②自体细胞因子诱导的杀伤细胞(CIK 细胞);③自体树突状细胞(DC)刺激 CIK 细胞(DC-CIK 细胞);④自体自然杀伤细胞(NK 细胞)。体内免疫细胞对肿瘤细胞有杀伤作用,但正常情况下含量较低,不足 1%。生物治疗通过体外扩增培养,使体内免疫细胞对肿瘤的杀伤作用最大化,为患者提供个性化治疗。

▮▶ 癌症并非不治之症

多年以来,癌症夺去了无数人的生命,不少家庭身陷癌症的灰色恐惧之中。但随着人们对癌症发生、发展规律的深入研究,检查和诊断技术的不断提高及新药的推陈出新,癌症已经不再像几十年前那样可怕。一经确诊相当于被判死刑的情况一去不复返。癌症虽然可怕,但并非不治之症。

从病因学角度看,癌症的发生多由内、外两个因素导致,内在因素即基因遗传背景,外在因素即生活饮食习惯和环境因素,包括烟草制品、病毒和细菌感染、饮酒、紫外线、电离辐射和电磁场、膳食和营养因素、肥胖和缺乏运动、致癌食物、特殊职业、致癌药物等。若能严格控制外因,就能减少癌症的发生。目前,从病因学角度对癌症进行预防已取得显著成效。例如,随着宫颈癌(癌前病变)的早期筛查技术和 HPV 疫苗的出现和普及,宫颈癌的死亡率正在不断降低。HBV 疫苗接种和抗丙型肝炎病毒(HCV)感染治疗及幽门螺杆菌感染治疗的普及,使得肝癌和胃癌的发生不断减少。

从病理学角度看,不同组织类型、不同分期的癌症恶性程度差别显著。例如,甲状腺乳头状癌、早期乳腺癌、早期鼻咽癌等,通过手术或者放疗,治愈率很高,且治愈后不会影响正常生活。

从治疗角度看,通过手术,辅以放化疗、免疫治疗、靶向治疗等综合治疗,可以有效控制肿瘤细胞的增殖、扩散,可以达到治愈或长期带瘤生存的目的。

总之,癌症并非不可战胜,如果保持乐观的心态和战胜癌症的勇气,积极配合治疗,大部分癌症都能得到良好控制。

▶▶ 癌症复发的原因

一般而言,良性肿瘤生长缓慢,有包膜,边界清楚,经手术完整切除后不会复发。但恶性肿瘤生长较快,无包膜,侵袭破坏能力较强,常通过淋巴、血管和体腔转移到身体其他部位。在有效切除后,仍有复发的可能性。恶性肿瘤的复发有以下几种情况。

• 局部复发:指肿瘤作为原发癌在相同的部位或其附近再次生长。例如,乳腺癌根治术后,局部胸壁复发;右侧乳腺保乳术后,同侧乳房再次长出肿瘤等。

• 区域性复发:指癌细胞突破了原发癌区域,出现在附近的淋巴结或组织中。例如,乳腺癌易发生腋下、内乳区或锁骨上淋巴结转移等。局部和区域性复发,两者可同时发生,但此时癌细胞尚未转移到身体其他部位。

• 远处复发:指癌细胞已通过淋巴、血管等转移到身体其他的器官(如肺、肝、骨或脑),形成与原组织来源及病理类型一致的癌灶,即远处转移。例如,乳腺癌转移到肝、脑等脏器时,称之为"乳腺癌伴肝转移""乳腺癌伴脑转移",而不叫"肝癌"或"脑癌"。

那么,肿瘤为什么会出现复发、转移呢? 除了恶性肿瘤本身具有侵袭、转移这样特殊的生物学特征之外,其他重要原因可能包括:①某些癌症发现、治疗不及时;②首次治疗不彻底;③术后复查不规律;④甚至某些癌症在确诊时已扩散到身体其他部位。大部分恶性肿瘤不能单靠手术达到完全治愈,所以术后通常还会进行其他辅助治疗,包括化疗、放疗、激素治疗、靶向治疗、生物治疗等,都是为了尽可能地控制或杀死癌细胞,以防肿瘤复发。

▮▶ 癌症复发的处理方法

一旦确诊癌症,患者往往生活在复发、转移的恐惧中。而一旦出现复发,多数患者会丧失治疗的信心。其实,某些肿瘤即使发生远处转移,通过积极应对,仍能控制癌细胞的活动,缩小肿瘤病灶,减缓肿瘤发展,缓解疼痛和其他症状,将其局限在转移部位,延长生命并提高生活质量。例如,乳腺癌伴骨转移时,及时应用化疗、局部放疗及双膦酸盐,仍可较好地控制癌症的进展,甚至达到长期带瘤生存的目的。据报道,乳腺癌伴单纯骨转移者,其带瘤生存期可长达20余年。因此,正确认识癌症,合理饮食,按时作息,定期复查,保持乐观态度,积极配合治疗,对改善癌症预后、防止复发有着不可忽视的作用。

防癌体检 ✎

▮▶ 防癌体检

防癌体检是指在健康状况下或没有任何症状的情况下，进行的一系列有针对性的医学检查，这些检查方法有助于发现身体中已存在的早期或处于可治愈期的肿瘤。此外，防癌体检的目的不仅是为了查出早期肿瘤，更重要的还在于发现已经存在的癌症高危因素，特别是发现癌前病变，进而在医生的指导下采取科学处理。同时，患者本身也会对不良生活方式进行干预，从而尽可能降低癌症的发生概率。

▮▶ 防癌体检不等于健康体检

《健康体检管理暂行规定》明确指出，健康体检是指通过医学手段和方法对受检者进行身体检查，了解受检者健康状况、早期发现疾病线索和健康隐患的诊疗行为。从概念角度看，防癌体检和健康体检基本一致，但需要注意的是，防癌体检并不等同于健康体检。常规的健康体检更侧重于血压、血脂、血糖等人体的一般状况，主要针对心脑血管、糖尿病等慢性基础性病变的筛查。而防癌体检更侧重于癌症的筛查、预防及早期管理。

专业的防癌体检能够对癌症做到早期发现和早期诊断，从而达到早期治疗的目的，这是目前预防和治疗癌症最理想的办法，也是代价最小、痛苦最少、最值得提倡的方法。

常规的健康体检在防癌方面有 3 个局限。

• 很多癌症早期并没有典型的症状或者没有症状。例如，肺癌早期的症状就是咳嗽、咳痰，而有抽烟史的人多少都会有这些症状，但当出现胸痛、咯血、高热不退等症状时，患者多半已是晚期。此外，早期肿瘤的体积非常小，直径一般小于 1cm，如果它在体内的位置比较深，那么常规体检及影像学检查很难将其检出。

● 普通的健康体检人数很多,医生的检查如同流水作业,一些不太明显的症状有可能被忽略。

● 一般的健康体检仅有基础检查项目,如内科、外科、血常规、尿常规、胸片等。这样的体检对个人不具针对性,癌症体征和症状易被忽视。相比之下,防癌体检是一种更专业的体检方式,由肿瘤专科医生通过专业的技术手段和方法对受检者进行全身检查,能够有效发现早期肿瘤或获取受检者的高危因素,从而预防肿瘤发生。

▶ 癌症的早期信号

世界卫生组织曾提出下列"八大警号"作为人们考虑肿瘤早期征兆的参考。

(1)可触及硬结。例如乳房、皮肤的硬结,以及舌部发现的硬结。

(2)疣(赘瘤)或黑痣有明显变化。

(3)持续性消化不正常。

(4)持续性嘶哑、干咳及吞咽困难。

(5)月经期不正常,大出血,月经期外出血。

(6)鼻、耳、膀胱或肠道不明原因出血。

(7)不愈的伤口,不消的肿胀。

(8)原因不明的体重减轻。

上面讲的症状和体征,不是癌症所特有的,而是癌症常有的信号。一旦出现上述任何一种情况,应及时去医院检查,力争实现对癌症的早期发现、早期治疗。

▶ 常用影像学检查方法

1.超声

超声是利用超声波的物理特性,通过超声波在人体组织器官中的传播,对人体进行探测,提供组织结构和血流动力学的信息。超声检查具有无放射性损伤、经济、便捷等优点,但对操作者和设备具有较高的依赖性。超声检查在临床中的应用非常广泛,对于腹部、心脏、妇产及乳腺、甲状腺、淋巴结等浅表器官均有较好的诊断价值。在防癌体检中,超声是最常应用的检查手段。

2.数字 X 线摄影(DR)

DR 是采用 X 线透过被检人体的不同组织结构时,平板探测器采集不同的衰减强度,并转化为数字化图像的技术。DR 具有经济实用、方便快捷、辐射剂量小、可重复操作等优点。采用胸部正侧位相结合的方法,在常规防癌体检中对肺癌检出率可以达到 90%以上。对于骨肿瘤的检出及诊断效果亦具有巨大优势。但对于直径小于 5mm 的早期肺癌价值有限。

3.计算机 X 线断层扫描仪(CT)

计算机 X 线断层扫描仪是利用 X 线对人体进行断层扫描后,由探测器收到的模拟信号转换为数字信号,经计算机处理重建图像,显示出人体断层结构的装置。CT 设备可用于身体各部位组织器官的检查,空间分辨力和密度分辨力高,解剖结构显示清楚,对病灶定性、定位具有不可或缺的优势。高分辨率 CT(HRCT)的运用对肿瘤的早期诊断相较其他影像学检查效果更明显,但由于其辐射剂量较大、价格较高,不推荐在常规防癌体检中使用,可作为防癌体检的补充手段(进一步明确所筛查出的肿瘤性质)。仅推荐肺癌高危人群采用低剂量 CT 进行防癌筛查工作。

4.磁共振成像(MRI)

MRI 是把人体置于强磁场中,通过施加某种特定频率的射频脉冲激发人体内的氢质子,发生核磁共振的现象。待被接收线圈接收并定位后,对数字数据进行重建而成像。核磁的成像方式多样,成像原理复杂,所得到的信息也丰富。核磁对软组织的分辨率较高,可清楚显示颅脑、脊髓、心脏、大血管及肌肉组织。对于实质性脏器的恶性肿瘤定性具有无可比拟的优势。尽管 MRI 检查无放射性损伤,但由于检查费用较高、耗时较长、检查限制较多等,并不作为常规防癌体检项目开展,但可用于乳腺癌高危人群的筛查,如乳腺为致密性腺体类型的女性、具有乳腺卵巢癌综合征家族史的女性等。

▶ 正电子发射计算机断层显像(PET-CT)

PET-CT 是 PET 与 CT 的结合体,PET 检查可以提供详尽的功能与代谢异常细胞的分子信息,而 CT 检查可以发现形态异常组织,从而到达精确的解剖定位,通过一次显像可以快速、全面地了解全身状况。目前,一次全身 PET-CT 检查仅需20 分钟,辐射剂量相当于一次腹部强化CT。尽管费用相对较高,但在某些机构的刻意宣传下,PET-CT 还是被很多体检机构或个人追捧为"万能"的癌症筛查手段。

可事实并非如此,PET-CT 虽然在定位肿瘤原发病灶、肿瘤分期、复发及转移的鉴别、肿瘤预后评估、治疗方案指导等方面具有一定的价值,但 PET-CT 在健康人群中筛查出恶性肿瘤的比例非常低,因此,并不建议将其作为常规的体检项目。

▶ 肿瘤标志物

肿瘤标志物(TM)又称肿瘤标记物,是特异性存在于恶性肿瘤细胞中,或由恶性细胞异常产生,或是机体对肿瘤细胞的刺激反应而产生的一类物质。可存在于肿瘤患者的血液、组织、体液中,能反映肿瘤的发生、发展及监测肿瘤对治疗的反应。

根据肿瘤标志物本身性质的不同,可分为如下几类。

(1)癌胚蛋白。这类蛋白是在个体发育的胚胎时期表达,在正常成年人中,这类蛋白不表达或表达很低。而发生癌变时,这些基因被激活,蛋白重新分泌,称为癌胚蛋白。如甲胎蛋白(AFP)、癌胚抗原(CEA)等。

(2)肿瘤抗原。肿瘤抗原也叫糖类抗原(CA),是肿瘤细胞膜的结构成分,主要利用单克隆抗体技术从肿瘤细胞株中鉴定出,在特定肿瘤的诊断方面具有较高的准确性。如 CA153、CA19-9、CA125、PSA 等。

(3)酶类。肿瘤状态时,机体的某些酶的活力或者同工酶谱会发生改变,从而成为检测肿瘤存在与否的方法之一。如神经元特异性烯醇化酶(NSE)、碱性磷酸酶(ALP)、乳酸脱氢酶(LDH)等。

(4)激素类。内分泌腺癌可以使分泌的激素增加,称为原位激素异常。非内分泌癌组织中出现激素样物质,称为异位激素。这两种情况均可作为肿瘤诊断的依据。如人绒毛膜促性腺激素(HCG)、降钙素(CT)等。

(5)血浆蛋白质类。蛋白质肿瘤标志物是最早发现的肿瘤标志物,检测方法相对简单,特异性稍差。如铁蛋白(Fer)、本周蛋白(BJP)等。

(6)其他。一些癌基因的蛋白产物可以作为肿瘤标志物,如 ras 基因蛋白、myc 基因蛋白、p53 抑癌基因蛋白等。

尽管肿瘤标志物在临床中的应用十分广泛,可用于肿瘤诊断和鉴别诊断、肿瘤定位、肿瘤疗效检测、肿瘤预后判断、肿瘤复发监测等方面,但是在防癌体检中,肿瘤标志物检测并非必选项目,更不能用来作为诊断肿瘤的依据。不过肿瘤标志物的异常升高及动态变化趋势,可以为我们提供一些发现早期肿瘤的线索。尤其是在肿瘤高危人群的防癌体检中,肿瘤标志物的检测是非常有必要的。

▶ 常见肿瘤标志物

目前临床中应用广泛且在防癌体检中具有较高参考价值的肿瘤标志物包括以下几种。

(1)甲胎蛋白(AFP)。AFP 在胎儿时期存在,出生后下降,正常成年人体内表达量很低,当肝细胞发生癌变后,AFP 明显升高。AFP 是目前为数不多的具有诊断价值的肿瘤标志物之一, 当其测定值大于400ng/mL且连续超过 1 个月,在排除活动性肝病、妊娠及生殖腺胚胎性肿瘤后即可考虑诊断为肝癌。当然,有 30%~40%的肝癌患者 AFP 为阴性,部分肝癌患者的 AFP 呈低浓度的持续阳性。AFP 异质体有助于原发性肝癌和良性肝病的鉴别诊断。

(2)前列腺特异性抗原(PSA)。PSA 是目前为数不多的具有诊断价值的肿瘤标志物之一, 对前列腺癌具有较好的特异性。同时检测游离

PSA 和结合 PSA 有助于鉴别前列腺癌和前列腺增生。对于 45 岁以上的男性,建议进行基线 PSA 的测定。当 PSA 测定值在 1~3ng/mL 时,需要在 1 年内间断、重复测定;当 PSA 测定值＞3ng/mL 时,需结合肛门指诊的结果,必要时做 MRI 的进一步检查或病理活检。

(3)癌胚抗原(CEA)。CEA 的表达不具有器官特异性,主要见于结直肠癌,在胰腺癌、乳腺癌、肺癌等腺癌患者中也有所升高。尽管作为诊断的意义不大,但持续性升高应密切检测,必要时进行影像学检查。

(4)CA125。CA125 对卵巢癌的敏感性较高,但特异性较差,在乳腺癌、肺癌中可升高。鉴于卵巢癌的恶性程度较高,目前尚未有较好的筛查手段,我们建议在防癌体检中包含 CA125 的检测。

(5)CA19-9。CA19-9 不具有器官特异性,主要在腺癌中升高,其中以胰腺癌较为敏感,在其他消化系统肿瘤中亦可升高,消化道炎症也可造成轻度升高。

(6)CA153。CA153 不具有器官特异性,主要在腺癌中升高,其中以乳腺癌较为敏感,其他如肺腺癌、胰腺癌、卵巢癌等也可升高。

(7)其他常见肿瘤标志物。如 CA72-4、CA242、NSE、HCG 等。

由于绝大多数肿瘤标志物与肿瘤并不是一一对应的,同一肿瘤可引起多种肿瘤标志物的升高,一种肿瘤标志物升高的来源也有多种可能。因此,临床上常采用肿瘤标志物组合来提高检测敏感性,防癌体检中也是如此。

▶▶肿瘤标志物升高不等于癌症

恶性肿瘤并非肿瘤标志物升高的唯一原因,许多生理因素、药物、不良生活习惯、炎症、良性肿瘤等,都可能造成肿瘤标志物的假性升高。

例如,常用于肝癌筛查的肿瘤标志物 AFP,在正常成年人体内含量很低,但女性怀孕后会有较大程度的升高,这是因为胎儿肝细胞会分泌大量的 AFP,从而造成母体检测值升高,当孕妇伴有慢性肝炎、肝硬化等疾病时,AFP 检测值会有更大幅度的升高。同样,烟酒等外界物质对机体的长期不良刺激也会引起肿瘤标志物的升高。有研究表明,吸烟者的肿瘤标志物 CEA 高于非吸烟者,且随着吸烟时间的增长,其增加值会更高。长期大量饮酒者的肿瘤标志物 AFP 也会升高,这可能是由乙醇对肝细胞的刺激导致肝细胞的不断修复而造成的。此外,检测样本的质量、检测仪器或试剂的不同,有时也可造成肿瘤标志物数值的差异或假性升高。

因此,肿瘤标志物升高不一定是得了癌症。《常用血清肿瘤标志物临床应用指南》指出,单一肿瘤标志物升高(阳性),不能作为肿瘤是否存在的证据,而需结合受检者的个人史、临床症状、影像学检查结果及其他相关化验结果综合分析。在健康人的防癌体检中,遇到肿瘤标志物升高的现象要正确面对,不必惊慌失措,也不应完全忽视。若存在如下几种情况,更该重视检测结果,咨询专业医生,寻求专业指导。

(1)单次检测数值升高特别明显,为正常上限的数倍。

(2)反复检测,数值呈现持续性增高的趋势。

(3)检测数值升高且具有相关肿瘤家族史、其他相关风险因素。

▶▶ 肿瘤标志物正常并不排除癌症

并不是所有癌症都会出现肿瘤标志物的升高,有些肿瘤自始至终都不表达肿瘤标志物;有些肿瘤在早期正常,只有当肿瘤发展到一定程度后才会升高。因此,肿瘤标志物在正常范围之内也不能绝对排除肿瘤。以下几种情况下肿瘤标志物检测呈假阴性。

(1)肿瘤组织中,产生肿瘤标志物的细胞数目较少。

(2)细胞或细胞表面被封闭,机体体液中一些抗体与肿瘤标志物(主要是肿瘤抗原)形成免疫复合物。

(3)肿瘤组织本身血液循环差,产生的肿瘤标志物不能分泌到外周血中。

因此,不管是在临床诊治中,还是防癌体检中,肿瘤标志物应结合影像学检查,并同时观察肿瘤标志物的动态变化。

▶▶ "滴血验癌"

癌症确诊的金标准是病理学检查,但是传统的病理取材存在创伤大、难以重复取材等缺点。液体活检技术受到临床医生的重视,这种技术就是传说中的"滴血验癌"。

液体活检是一种非侵入性的新型诊断技术,具有较好的可接受性和实时监测能力,在肿瘤的早期诊断、精准治疗及预后监测方面应用越来越广泛。目前液体活检对象主要包括游离循环肿瘤细胞(CTC)、循环肿瘤 DNA(ctDNA)、外泌体、循环 RNA、肿瘤相关血小板等,其中 CTC 和 ctDNA 检测是发展最迅速的。

尽管液体活检仍然面临一些检测技术、检测方法标准的统一及更好的循证医学证据方面的困难,但是作为一种新型检测手段,在临床应用和防癌体检中,液体活检的未来可期。

▣▶ 体检前的注意事项

防癌体检前应做好相关准备,以确保检查结果的准确、可靠。请携带相关的健康档案、资料,供体检医生参考。此外,需要特别强调的是,应如实、详细地向医生提供个人生活习惯、既往疾病、家族史等癌症相关风险因素,便于做好癌症发病风险评估,在常规防癌体检项目的基础上加强重点疾病的筛查。

(1)体检前 3 天,不要吃过多油腻、不易消化的食物,不饮酒,避免使用影响肝、肾功能的药物。体检前晚 8 点后,避免进食和剧烈活动。体检当日早晨空腹。

(2)患高血压病体检者,应服完降压药后再进行体检,避免因停药引起血压骤升。患糖尿病和其他慢性病体检者,应在取血后服药。

(3)做腹部超声检查要求空腹,避免肠道内容物和气体的干扰。必要时需要饮水充盈胃腔,便于胰腺及腹腔深部病变的检查。胆道系统检查需要前一天清淡饮食,当天禁食,使胆囊内胆汁充盈,以利于胆囊内病变的显示。

(4)在进行盆腔内脏器官检查时,需适度充盈膀胱,以便显示清晰。

(5)做胸部 X 线检查时,宜穿棉质内衣,不要佩戴首饰,不要穿有金属纽扣的衣物,以免影响检查结果。

(6)做妇科检查时,应排空膀胱,避开生理周期。检查前 1~2 天不宜有性生活,不宜使用任何阴道栓剂,禁行阴道冲洗,以确保检查结果的准确。未婚女性禁止做妇科检查。

(7)妊娠期间体检时,禁止行 X 线检查。有怀孕计划的女性禁止行骨密度、胸部 DR 等 X 线检查项目。女性在月经期内请不要留取尿液标本。

▋▶ 体检项目的选择

2014 年,中华医学会第一次发布《健康体检基本项目专家共识》,包括健康体检基本项目目录、健康体检自测问卷和体检报告首页 3 个部分。其中强调:健康体检必选项目包括三大类,第一类是体格检查,如身高、体重、腰围、臀围、血压等;第二类是实验室检查,包括血、尿、便三大常规,肝、肾功能,血脂,血糖等;第三类是辅助检查,如心电图、X 线、超声等。

2017 年,北京健康管理协会组织专家撰写的《防癌体检规范专家共识》,包括 7 种国内常见癌症,主要供北京市医疗机构和健康体检中心参考。目前,尚未有全国范围的防癌体检规范或共识的发布。

基于《健康体检基本项目专家共识》,防癌体检在项目选择上也逐渐走向个性化、精准化。体检前,详细采集个人信息,包括性别、个人生活习惯、职业、既往病史、家族史等,做好风险评估,制定个性化体检项目及管理策略。一般来说,一个较为完整的防癌体检应包括以下几个方面。

体格检查主要包括甲状腺触诊、肛门指检。甲状腺触诊可发现甲状腺腺瘤、甲状腺癌等良、恶性肿瘤。肛门指检是检查直肠癌最简单的方式,可发现距离肛门 7~10cm 的肛门病变及其病变性质。对于长期便血或大便习惯出现异常者、既往有结直肠息肉、有结直肠癌家族史等高危因素的受检者,应增加肠镜检查。对于女性而言,乳腺触诊、妇科双合诊也是必不可少的。乳腺触诊可以发现乳腺纤维瘤、乳腺癌等良、恶性肿瘤。妇科双合诊可发现宫颈息肉、宫颈癌等病变。

三大常规(血、尿、便常规)是最基本的检测项目,可以发现癌症的蛛丝马迹。血常规往往是血液系统恶性肿瘤的第一表现,尿常规可提示泌尿系统的基本状况,便常规有助于发现消化系统的异常。

采血项目。①肝、肾功能是慢性肝炎和肝硬化患者的必查项目。统计发现,我国85%的肝癌患者有乙肝或丙肝病史,肝功能异常。②肿瘤标志物常用的有甲胎蛋白(AFP)、癌胚抗原(CEA)、糖类抗原CA125、CA19-9、CA153等,对恶性肿瘤有间接提示作用,但多数不具有特异性,在高危人群的防癌体检中可以选择,但要正确理解检测结果。

影像学检查项目。①腹部超声可以反映腹部各实质脏器的基本状况。对长期大量饮酒者、慢性乙肝患者、肝硬化患者、长期从事化学药剂等工作的高危人群,建议每半年进行1次超声检查。妇科盆腔超声检查可以了解子宫、附件的情况。男性下腹超声可以了解前列腺、膀胱等器官的病变。②胸部X线片可反映肺部情况,最好采用正、侧位拍摄。长期吸烟者或长期待在密闭或粉尘颗粒较多的环境中,或有家族史等高危因素者,建议行胸部低剂量螺旋CT检查。③内镜检查。对于空腔脏器,如食管、胃、结直肠,内镜是最敏感的检查方法。建议40岁以上的个体常规行胃镜、肠镜的基线检查,对于具有明显家族史或相关遗传肿瘤综合征的个体,检查年龄要提前至家族中发病最早的年龄之前。然后根据基线检查结果及个人情况,进一步明确筛查间隔。尤其是对于有经久不愈的胃溃疡患者、长期的慢性萎缩性胃炎患者、胃镜检查发现不典型增生患者需进行长期密切随访。

▶ 体检报告的解读

2019年,中华医学会健康管理学分会发布《健康体检重要异常结果管理专家共识(试行版)》,指出体检异常结果包括临床危急值、重大疾病及其线索、急慢性病变及需要动态观察的异常检查结果。根据危急程度及干预策略,将其分为A类和B类。A类:需要立即进行临床干预,否则将危及生命或导致严重不良后果的异常结果。若在体检中发现此类异常情况,应立刻告知受检者并通知家属,协助转诊。B类:需要临床进一步检查以明确诊断和(或)需要医学治疗的重要异常结果。B 类异常结果是防癌体检中更常见的情况。

按照体检基本项目分别阐述如下。

体格检查。任何物理检查主要包括乳腺触诊、甲状腺触诊、直肠指检、浅表淋巴结及妇科双合诊中发现的可疑恶性病变,常表现为肿块、阴道异常流血、经久不愈的溃疡等。

实验室检查。①血常规中发现幼稚细胞或白细胞分类严重异常;尿常规中潜血,尿蛋白 3+(首次),尿红细胞满视野(首次);便常规中潜血阳性。②液基薄层细胞学检查:鳞状上皮细胞异常、低级别鳞状上皮内病变及高级别鳞状上皮内病变等。③肿瘤标志物:AFP > 400ng/mL,PSA > 10ng/mL 或 f–PSA/PSA < 0.15,CA125 > 95U/mL,其他常用的肿瘤标志物 ≥ 参考标准 2 倍以上。

影像学检查。超声、X 线检查中发现的任何器官的可疑恶性病变,常表现为占位、异常积液等。

体检报告中提示的异常结果,受检者务必重视,应按照总检意见进行进一步检查、短期内复查或定期随访,从而达到早期发现癌症的目的。

▶▶ 癌症高危人群的个性化体检

癌症高危人群指具有癌症高发病风险的人群,也就是比一般人群更容易发生癌症的人群。高危人群的界定是相对的,不同地区、不同肿瘤具有不同的高危人群。相对于一般风险人群,高危人群应加强癌症的筛查,评估癌症的可疑危险因素并及时干预,争取实现癌症的早期发现。

40 岁以上人群,患癌风险明显加大,需要重视癌症的定期筛查。此外,还包括以下肿瘤高危人群。

(1)生活在肿瘤高发地区的人群。如鼻咽癌高发区是广东,食管癌高发区以河北磁县、涉县和河南林州等为主,肝癌的高发区为江苏启东、广西扶绥、广东顺德,乳腺癌在沿海大城市的发病率较高等。

(2)从事特种工作的人群。如工作中接触化学物质、放射性物质、微生物等。

（3）有肿瘤家族史的人群。有肿瘤家族史的人，除健康体检之外，一定要在比直系亲属患癌年龄早 15~20 年时去肿瘤专科医院或科室做防癌体检。比如，直系亲属 55 岁查出癌症，那么你在 35~40 岁的时候就应该启动防癌体检。当家族中具有血缘关系的成员患同一种癌症，或相关癌症的人数达到 2 名及以上，家族其他成员应注意该癌症的风险评估，必要时接受基因检测，明确是否为遗传性癌症。

（4）有既往史的人群。如乙肝病毒携带者、HPV 携带者、幽门螺杆菌感染者等。

（5）具有吸烟、酗酒等不良生活习惯的人群。

▶▶ 防癌体检中的射线

在防癌体检中，并不是所有影像学检查都有辐射。超声和磁共振成像检查都没有辐射。其他项目，如 X 线、消化道造影、骨密度检测、CT、核医学等检查手段则具有一定的辐射。

原则上建议在放射检查的 3 个月后再计划怀孕。人体各部位对辐射的敏感性不同，生殖细胞属于高度敏感组织。考虑到精子的发生过程一般为 3 个月左右，因此推荐在放射检查 3 个月后再计划怀孕。

在孕期无意中进行了放射检查怎么办？辐射对于 1 个月内的胎儿是"全或无"的影响，即在辐射剂量很大的情况下，如果对胎儿造成较大损伤时会出现流产，否则不会对胎儿产生影响。对于 1 个月以上的胎儿，一般 50mSV 以下的单纯辐射不会出现不良影响。200mSV 以上的剂量才会对胎儿的智力产生影响。尽管如此，我们仍然要避免对胎儿进行不必要的放射学检查。

PET-CT 辐射为 PET 辐射和 CT 辐射的总和。PET 的辐射剂量因受检查体重不同存在少许差异。总体来说，PET-CT 的辐射剂量相当于一次腹部强化 CT。另外，刚刚做完 PET-CT 的人体对周围环境会有一定的辐射，伴随着个体的大量饮水，辐射剂量会逐渐缩小。24 小时后，受检者体表的辐射剂量基本接近天然本底辐射。

▶▶ 防癌体检的检查频率

一次防癌体检的检查结果只能反映人体一定时间内的状况。血液学的检查结果经常发生变化,有时一天内的检查结果都不相同。影像学的检查结果也有一定的"有效期"。一般人群的体检一年进行一次,即使每年进行体检,也有可能在 2 次体检中间诊断出癌症,这就是我们常说的"间期癌"。间期癌的发生主要受筛查间隔时间、筛查设备与方法等的影响。有报道显示,对于乳腺癌的筛查,每年、每 2 年和每 3 年筛查一次的间期乳腺癌发生率分别为 14.7%、17%~30%和 32%~38%。

所以在每年进行体检而且体检未见异常的情况下, 如果有不舒服或者身体出现异常表现,应及时就诊。对于一些癌症高风险人群,如家族中有多人患恶性肿瘤、本人携带乙肝病毒(患肝癌的风险明显升高)的人群等要缩短体检的间隔,必要时增加高端检查方法。

遗传与癌症 ✐

▶▶ 肿瘤的遗传易感性

在生活环境中存在多种可能致癌的因素, 但接触这些因素的人并非都会患肿瘤,这说明个体对肿瘤有不同的易感性。肿瘤的发生是多因素参与的多阶段过程,是环境因素与遗传因素共同作用的结果。每个人在遗传水平上存在的差别是造成肿瘤易感性不同的重要原因。目前研究认为,涉及机体对致癌物代谢、基因组不稳定、DNA 修复及细胞增殖和凋亡调控的基因多态,尤其是功能性多态,都可能是肿瘤的遗传易感因素,会造成个体对环境因素易感,使致癌因素在体内代谢、激活、与大分子结合、对 DNA 损伤修复能力形成差异。

肿瘤的遗传易感性不等同于肿瘤遗传。只有那些携带明确致癌基因、符合明确遗传规律的肿瘤才是遗传性肿瘤,多数表现为遗传性肿瘤综合征,如 BRCA 基因突变相关的遗传性乳腺癌 – 卵巢癌综合征、APC基因突变导致的结直肠家族性腺瘤性息肉病等。

一般来说,有肿瘤家族史的人群较普通人群的肿瘤易感性要高,但并非所有具有肿瘤家族史的人都会患癌,肿瘤的发生是基因和环境相互作用的结果。因此,即使与癌症患者有血缘关系,只要增强防癌意识,做好专业、定期防癌体检,也不需要特别担心。

▮▶ 遗传性肿瘤

遗传性肿瘤是指某一个或多个基因的变异使个体某一器官或多个器官发生肿瘤,并且异常基因在家族中世代遗传下去。遗传性肿瘤具有明确的遗传规律,与癌变通路上高度外显的肿瘤致癌因素(抑癌基因、DNA 修复基因或癌基因等)的胚系突变有关。

遗传性肿瘤占全部肿瘤病例的 5%~10%。大部分人的遗传易感基因遗传自父母,也有少数不是来源于父母的个体新发突变。在常染色体显性遗传方式下,若父母有一方携带有致病的肿瘤易感基因改变,则他们的下一代会有 50%的概率从父母处获得这个缺陷基因。

▮▶ 遗传性肿瘤的基本特点

与散发性肿瘤相比,遗传性肿瘤通常具有以下特点。

• 2 个或 2 个以上的近亲出现相同或相关联的肿瘤。

• 1 个或 1 个以上的亲属肿瘤发病年龄早于通常发病年龄。

• 成对器官的双侧肿瘤,如双侧乳腺癌、双侧肾癌。

• 同一个人的多发性原发肿瘤。

• 某些良性改变,如皮肤或骨骼异常、消化道息肉、黏膜黑斑等,与已知的遗传性肿瘤综合征相关。

• 较罕见的肿瘤,如男性乳腺癌。

▶ 常见的遗传性肿瘤综合征

1.遗传性乳腺癌-卵巢癌综合征

遗传性乳腺癌 – 卵巢癌综合征（HBOCS）占遗传性乳腺癌病例的60%~75%。常见的遗传性肿瘤综合征见表1-2。HBOCS的女性患者其一生都有很高的乳腺癌和卵巢癌的发病风险，如携带 BRCA1 基因突变的女性估计有 65%(51%~75%)的风险患浸润性乳腺癌,39%(22%~51%)的风险患浆液性卵巢癌。携带 BRCA2 基因突变的女性在 70 岁之前,估计有 45%(33%~54%) 的风险患浸润性乳腺癌,11%(4%~18%) 的风险患浆液性卵巢癌。携带 BRCA1 基因突变的女性患乳腺癌的年龄要早于携带 BRCA2 基因突变的女性。携带 BRCA1 或 BRCA2 基因突变的女性对侧患乳腺癌的风险也高。同时,携带 BRCA 基因突变的男性其终生患癌风险也将增加。

2.结直肠癌综合征

大部分结直肠癌呈散发性，但 10%~30%的结直肠癌患者具有家族聚集现象，且 5%~6%的遗传性结直肠癌发病与多种遗传综合征直接相关。根据胃肠道内是否出现多发息肉,结直肠癌综合征可分为两大主要类型。①遗传性息肉病性结直肠癌综合征:以结直肠家族性腺瘤性息肉病（FAP）最常见,临床表现为结直肠内腺瘤数量超过 100 枚,该综合征的致病基因为 APC 基因。②遗传性非典型息肉病性结直肠癌综合征（HNPCC）:该综合征也被称为林奇综合征(LS),结直肠内存在少量或没有明显的息肉性病变,其临床特征表现为早发结直肠癌伴随多种肠外肿瘤病变,与该综合征相关的基因有MLH1、MSH2、MSH6、PMS2、EPCAM。

3.Li-Fraumeni 综合征（LFS）

本综合征由 p53 基因突变所引起,患者患乳腺癌、软组织肉瘤、脑肿瘤、肾上腺皮质癌等癌症的风险在 30 岁前约为 50%,到 60 岁时会高达90%,并且女性的发病风险要高于男性。另外,本综合征再次患原发癌的风险也会增加,据估计,有 57%的 LFS 患者有可能罹患第二种癌症,以及 38%的 LFS 患者有可能罹患第三种癌症。

4.黑斑息肉综合征(PJS)

本综合征是一种常染色体显性遗传疾病,大部分由 STK11(LKB1)基因突变引起,表现为胃肠道息肉、独特的皮肤和黏膜病变(斑)。PJS 患者一生罹患肿瘤的风险约为 85%,最常发生在胃肠道和生殖系统。PJS 患者患胃肠道恶性肿瘤的风险在 57% 左右,其中结直肠癌的风险约为 37%。另外,PJS 女性患者 60 岁前罹患乳腺癌的风险可能高达 31%,患卵巢癌、输卵管癌、宫颈癌的风险也会增加。PJS 男性患者罹患睾丸良性肿瘤、前列腺癌和乳腺癌的风险也很高。

5.Cowden 综合征

Cowden 综合征也称 PTEN 错构瘤综合征。本综合征以常染色体显性方式遗传,致病基因为 PTEN 基因。女性患者终生有 25%~50% 的乳腺癌发病风险和 6%~10% 的子宫内膜癌发病风险。患有本综合征的男性和女性均有 10% 患甲状腺癌的风险,并且其患肾透明细胞癌、脂肪瘤和胃肠道错构瘤的风险较高。

6.遗传性弥漫性胃癌(HDGC)

本综合征与 CDH1 突变有关。携带该突变基因的男性患弥漫性胃癌的风险约为 67%,女性约为 83%。本综合征平均发病年龄在 38 岁,女性患者约有 39% 的风险患小叶乳腺癌。

7.共济失调毛细血管扩张症(AT)

本综合征与 ATM 突变有关。AT 患者的患癌风险为 30%~40%,其中最常见的为非霍奇金淋巴瘤(通常为 B 细胞),其次为白血病,再次为脑胶质瘤、白血病和淋巴瘤,约占 AT 相关恶性肿瘤的 85%。AT 患者患肿瘤的风险较同龄正常人高 1200 倍。多数在 20 岁以前发病,少数可延迟至中年。年龄较小的儿童易患 T 细胞来源的急性淋巴细胞性白血病(ALL),较大的儿童可能患有侵袭性 T 细胞白血病。随着年龄增长,患者患其他癌症的概率增加,包括髓母细胞瘤、卵巢癌、乳腺癌等。ATM 基因杂合子携带者患癌风险较高(特别是乳腺癌)。

遗传性肿瘤综合征汇总表见表 1-2。

表 1-2 遗传性肿瘤综合征汇总表

遗传性肿瘤综合征	相关基因	最常见的相关肿瘤
遗传性乳腺癌-卵巢癌综合征	BRCA1,BRCA2	乳腺癌、卵巢癌、前列腺癌、胰腺癌、恶性黑色素瘤
	BRIP1,RAD51C,RAD51D	卵巢癌
	BRCA1,BRCA2,PALB2,RAD51D	三阴性乳腺癌
	ATM,BRCA1,BRCA2,CHEK2,PALB2	男性乳腺癌
结直肠家族性腺瘤性息肉病	APC	结直肠癌、胰腺癌、胃癌、甲状腺癌、硬纤维瘤、中枢神经系统肿瘤、肝母细胞瘤
林奇综合征	MSH2,MLH1,MSH6,PMS2,EPCAM	结肠癌、子宫内膜癌、卵巢癌、胃癌、肝胆肿瘤、胰腺癌、输尿管肿瘤
Li-Fraumeni 综合征	TP53	乳腺癌、软组织肉瘤、脑肿瘤、肾上腺皮质癌
黑斑息肉综合征	STK11	胃肠错构瘤性息肉、胰腺癌、肝癌、肺癌、乳腺癌、卵巢癌、子宫癌、睾丸癌
Cowden 综合征	PTEN	良性错构瘤、乳腺癌、甲状腺癌、子宫内膜癌、肾癌
遗传性弥漫性胃癌	CDH1	弥漫性胃癌、小叶性乳腺癌、结直肠癌
共济失调毛细血管扩张症	ATM	白血病、乳腺癌、胰腺癌

▶▶ 肿瘤遗传咨询

遗传咨询是指具有一定资质的临床和遗传专业人员,通过与潜在遗传性疾病风险的患者或亲属进行系统交流并分析评估后,告知对方疾病的后果和性质,发展或传播的可能性,并协助管理个人或家族风险的过程。

肿瘤遗传咨询师是专门从事肿瘤学的遗传咨询专业人员。肿瘤遗传咨询师应为接受过遗传学、肿瘤学、心理学和咨询学教育的专业人士,其工作包括评估癌症的家族史,并确定是否应该对患者或其亲属进行基因突变测试,以确定可能导致遗传性肿瘤综合征的基因突变;向患者解释遗传检测的结果,帮助患者及其家属做出关于癌症预防或治疗的决定,并提供社会心理支持。

在国外,肿瘤遗传咨询师大多数情况下并不是医生,大多数肿瘤遗传咨询培训师都接受过医学博士、博士或硕士级别的专业培训,并获得专业组织的认证,例如美国医学遗传学委员会和美国遗传咨询委员会。作为医疗团队的重要组成部分,他们会和医生一起帮助患者理解癌症的遗传风险。目前,大多数的肿瘤遗传咨询师是经过专业遗传培训的临床医生。从某种程度上来说,临床医生能够更好地结合患者情况对遗传风险进行更准确的评估。肿瘤遗传咨询师将会通过收集患者或咨询者自身及其家庭成员的临床资料,绘制家系图来判断其风险,然后告知患者如下信息:①该家族是否具有患某些遗传性肿瘤的风险;②该家族是否适合进行进一步的基因检测;③若进行基因检测,其结果对于该家族将意味着什么(同时告知患者阴性和阳性结果对应的风险及管理措施);④告知患者目前整体的医疗信息。同时,在咨询过程中,遗传咨询师还将给予患者或咨询者心理和情感上的支持。

在肿瘤遗传咨询过程中,肿瘤遗传咨询师的地位是无法取代的。临床医生工作繁忙,可能没有足够的时间坐下来向患者解释有关基因检测的详尽细节,以使患者完全理解。但遗传咨询师可以做到这一点,他们的职责就是帮助并指导患者了解遗传检测结果,并给予适当的风险管理建议。在临床上未来将需要更多的遗传咨询师。

▶▶ 基因检测方法

临床基因检测需遵循经济、高效且患者充分知情的原则,需要综合以下三方面进行具体选择。目前,实现临床转化的核酸检测技术可以分为三大类,即 PCR 技术、杂交技术和测序技术。

1.PCR 技术

PCR 技术是目前应用最广泛的 DNA 分子检测技术。与杂交技术和测序技术相比,PCR 技术的优势主要在于敏感性高、易于推广。其主要局限在于多重基因联合检测时可涵盖的基因数量受限。包括扩增阻滞突变系统（ARMS）—— 一种使用广泛的核酸变异检测技术;Blocker PCR——通过引入 Blocker 序列来抑制野生型基因扩增,从而达到检测核酸变异位点的目的;多重 PCR——在同一 PCR 反应体系中加上 2 对以上引物,同时扩增出多个核酸片段的 PCR 反应;数字 PCR——在多个反应单元中分别对目标分子进行 PCR 扩增,扩增结束后对各个反应单元的荧光信号进行统计学分析,从而实现高敏感性的绝对定量检测。

2.杂交技术

杂交是一种将合成的 DNA 探针或引物与目标序列结合的过程。杂交技术的主要优点在于操作简单、可多重检测、结果可靠,其缺点主要在于该方法不能进行序列扩增,因此必须依赖于信号放大技术或者高灵敏的检测设备。设备包括:微矩阵——通过靶基因与固定在芯片上的探针发生特异性杂交,结合在芯片上不同位置的探针对应不同突变,荧光强度代表浓度,从而实现一次检测多种基因突变或者基因表达水平的目的; 荧光条形码单分子检测——可分为两大类,intensity barcodes 通过捕获有目标基因颗粒的荧光信号来检测突变类型,geometric barcodes 利用光谱上不同的荧光基团的组合来检测不同序列;原位杂交(ISH)——不仅提供目标基因的序列和浓度信息,而且可实现目标基因的细胞定位,尤其适用于异质性细胞及组织样本的基因扩增检测。

3.测序技术

● 一代测序技术(Sanger 测序技术)。Sanger 测序技术的原理是由于双脱氧核苷三磷酸(ddNTP)的 2,3 位置不含羟基,在 DNA 合成反应中不能形成磷酸二酯键,因此可以用来中断 DNA 合成反应。在 4 个 DNA 合成反应体系中, 分别加入一定比例带有有效放射性同位素标记的某种 ddNTP,通过凝胶电泳和放射自显影后,可以根据电泳带的位置确定待测分子的 DNA 序列。Sanger 测序技术因操作快、简单、准确率高和较长读长的优势而被广泛应用，例如，人类基因组测序正是基于该技术而完成的。但这一技术易受到成本低、速度慢、通量低等因素的限制，很难进一步提升其分析速度和并行化程度，也很难降低它的测序成本。

● 二代测序技术（NGS）。NGS 也称下一代测序技术、高通量测序技术，是能够一次对几十万到几百万条核酸分子进行序列测定和定量分析的检测技术。二代测序技术的核心在于边合成边测序，可以通过检测末端合成时释放出的不同荧光信号来获得待测核酸分子的序列信息，因而它具有通量高、成本低的特点，可实现全基因组测序、全外显子测序、靶基因测序、转录组测序、DNA–蛋白质相互作用测序（ChIP 测序）和表观基因组检测。NGS 可以对全基因组、全转录组水平进行基因点突变、插入、缺失、融合、拷贝数改变、DNA 甲基化等基因变异和表观遗传学改变进行检测。NGS 广泛应用于染色体非整倍体无创产前筛查、肿瘤靶向治疗基因突变检测、遗传性肿瘤检测、遗传病及罕见病检测、病原微生物及宏基因组检测、胚胎植入前遗传学筛查和胚胎植入前遗传学诊断等领域。

▮▶ 基因检测报告解读

遗传变异解读依据《ACMG 遗传变异分类标准与指南》（2015 年版）及《原发性拷贝数变异解读与报告技术标准》（2019 年版）的分类解读。序列变异和拷贝数变异（CNV）均应按照 ACMG 指南建议进行 5 级分类解读，即"致病性的（P）""可能致病性的（LP）""意义未明的（VUS）""可能良性的（LB）"和"良性的（B）"。序列变异及基因内 CNV 的命名应遵循人类基因组变异学会（HGVS）的命名规则，全基因组范围内 CNV 命名应遵循人类细胞基因组学国际命名体系（ISCN）的命名规则。同时也应关注和应用 ClinGen 序列变异解读（SVI）专家组陆续发布的一系列通用建议和细则（例如 PVS1、PS2/PM6、PS3、BA1、PM3、PP5、BP6 等），以及针对特定基因（例如 PTEN、CDH1、PAH 等）和疾病（如皮疹、耳聋等）的解读指南。此外，上述指南提供的是序列变异分类解读的"框架"，每个实验室应该正确理解每一个条款,掌握目前指南不同条款的适用条件。以此为基础,根据本实验室患者或样本的具体情况,建立解读流程并制订SOP,SOP 中阐述如何对文献和数据库进行查阅并做到合理利用,如何评估和使用人群数据、计算和预测数据、功能数据、共分离数据、表型数据和新发数据等,以及如何对所有证据进行汇总,从而得到分级解读结果,最终得到具有可操作性的变异解读 SOP,从而保证本实验室变异解读结果的重复性和再现性。

同样, 检测和报告 CNV 也需建立 CNV 分类解读流程并制订SOP,充分考虑各证据类别,包括涉及的基因、剂量敏感性评估和预测、与文献中患者的临床表型重叠度、来自病例和对照数据库的证据及遗传模式等。如何根据这些证据进行半定量的打分及对 CNV 进行分类,同样也在考虑范围内。

表 1-3 以 BRCA 基因突变为例,介绍基因变异的解读规则。

表 1-3 BRCA 基因变异的解读规则

风险程度	具体情况
致病性突变 (5 类)	无义突变或移码突变
	发生在剪切位点的变异, 需排除经预测或已明确的可产生可能恢复 BRCA1、BRCA2 基因功能的自然存在的框内 RNA 异构体的变异
	拷贝数缺失变异
	任意大小的拷贝数重复变异
	体外或体内功能研究显示,对基因或基因产物有破坏作用且与肿瘤高危相关的其他类型变异
可能致病性突变 (4 类)	变异经 mRNA 水平的实验证实能够改变剪接,但不会产生可能恢复基因功能的自然存在的框内 RNA 异构体
	变异编码的氨基酸改变与之前定义的 5 类致病性错义突变相同,但发生改变的基础核苷酸不同,而且既往疾病关联并非由剪接事件所致,并且变异未见于作为对照的外显子组测序项目、千人基因组计划或外显子组整合数据库,或变异位于已确认的功能区
	移除密码子的小片段框内缺失变异,该变异涉及的氨基酸位点已被证实可发生错义替换 5 类变异,且既往疾病关联并非由于剪接事件所致,并且变异未见于作为对照的外显子组测序项目、千人基因组计划或外显子组整合数据库,或变异位于已确认的功能区

(待续)

53

表 1-3　BRCA 基因变异的解读规则（续）

风险程度	具体情况
	体外或体内功能性研究显示，对基因或基因产物有破坏作用的其他类型变异，并且变异未见于作为对照的外显子组测序项目、千人基因组计划或外显子组整合数据库，或者变异位于已确认的功能区
意义未明 突变 （3 类）	证据不足以将其归类为 1、2、4 或 5 类的变异，或证据是与良性和致病性分类相矛盾的变异
可能良性 突变 （2 类）	变异编码的氨基酸改变与已确认的 1 类良性变异相同，但发生改变的基础核苷酸不同，且无证据表明该变异会导致剪接事件 个体发生的胚系变异与已知致病变异在同一基因上呈反式排列，且该个体除了 BRCA 相关肿瘤外无明显其他临床表征
良性突变 （1 类）	外显子组测序项目、千人基因组计划或外显子组整合数据库中等位基因频率> 5%的变异 体外或体内功能研究显示对蛋白质功能或剪接无破坏作用的变异

注：受检者的总体 BRCA 状况应为其所有 BRCA1/2 基因变异中风险程度最高的类别。

根据国际癌症研究机构、美国医学遗传学与基因组学学会（ACMG）和胚系突变等位基因解读实证联盟（ENIGMA）的分类系统，BRCA 基因变异按照风险程度由高至低可分为 5 类。2017 年国内发表的《BRCA 数据解读中国专家共识》是目前最权威的标准，根据 BRCA 变异解读及 BRCA 基因的特征总结出了 BRCA 基因变异的解读规则（表 1-3）。

需要注意的是，不论是在基因检测之前还是在获得检测结果之后，均强烈推荐受检者到专业的遗传咨询机构进行咨询，以充分了解基因检测的潜在收益、风险和局限性，并寻求对基因检测结果的专业解读。

第二章

癌症危险因素

行为因素与癌症 ✎

烟草

▸ 烟草中的有害物质

烟草中有超过 3000 种化学物质，烟草中的致癌物质主要有尼古丁、二甲基亚硝胺、甲基乙基亚硝胺、二乙基亚硝胺、亚硝基吡咯烷、肼、氯乙烯、丙烯腈等，它们都是诱发癌症的主要因素。其中，尼古丁的危害最强。一支烟中含有 0.5~3mg 尼古丁，可致 1 只小鼠死亡。25 支烟中所含有的尼古丁可致 1 头壮牛死亡，尼古丁对吸烟者的健康有着严重的威胁。它可引起心脏功能失调、血压升高、心绞痛等疾病。一氧化碳、一氧化氮、甲醛、丙醛烯等，虽无直接致癌作用，但可增加肺癌发生的可能性。多链芳香烃化合物和亚硝胺可通过多种机制导致支气管上皮细胞 DNA 损伤，从而使致癌基因激活和抑癌基因失活，引起细胞癌变，并且与至少 20 种不同类型的癌症有关。例如，肺癌、口腔癌、鼻腔癌、鼻旁窦癌、鼻咽癌、口咽癌、下咽癌、喉癌、食管癌、胃癌、胰腺癌、结肠癌、直肠癌、肝癌、肾癌、输尿管癌、乳腺癌、前列腺癌等。此外，上述有害物质也容易引起慢性支气管炎、肺气肿，继而导致肺源性心脏病，发生高血压、冠心病、心肌梗死的危险增加，可促使消化性溃疡和克罗恩病的发病增多、治愈延期、复发增加等，并可促使胃食管反流而引起食管炎。另一些物质，如苯并芘、喹啉等可导致增殖细胞突变，具有很强的致癌性。

大量研究表明，吸烟是全球范围内可以独立引起多种癌症的最重要的高危因素，尤其对于肺癌的发生影响深远。估计目前全球每年死于烟草诱发的癌症人数高达 240 万，

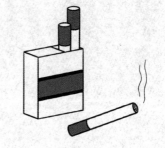

如不进行有效管控,到 21 世纪末,全球死于烟草相关疾病的人数将达 10 亿。

▮▶ 多种形式的烟草

吸烟是最常见的烟草使用形式,其他烟草制品如雪茄、水烟、鼻烟也变得越来越普遍,新兴的电子烟也被越来越多的人所使用。

吸烟的危害主要有 3 个方面。卷烟燃烧产生的煤焦油中含有许多致癌物质,会引起癌症发生。烟碱刺激胃腺、胰腺引起胃液分泌增多和胰液分泌增多。烟碱和烟中的一氧化碳不仅会损伤血管内皮引起心血管疾病,还会损伤胃肠黏膜引起胃炎、胰腺炎。烟雾熏蒸呼吸道的慢性刺激,可引起气管炎、肺气肿、肺源性心脏病。雪茄烟和烟斗与肺癌和上呼吸道癌症密切相关,包括口腔癌、口咽癌、下咽癌、喉癌和食管癌。

近年来有研究显示,电子烟可能成为可燃卷烟的替代品,并有可能有助于戒烟,但长期使用电子烟的效果仍不明确。多数公共卫生专家认为,完全从可燃卷烟转向电子烟有望减少与吸烟有关的健康风险。也有研究显示,电子烟的戒烟效果比尼古丁替代疗法更有效,但是我们仍然有必要对电子烟的好处和潜在危害进行更多的研究。

▮▶ 过滤嘴烟或低焦油烟不能减少危害

为了减轻煤焦油的致癌作用和减少烟碱的刺激作用,人们发明了过滤嘴烟和"安全烟"。经过多年对过滤嘴烟和"安全烟"的实验研究和临床观察,发现这两种烟仍可引起肺癌、冠心病、脑血管病、胃炎、胰腺炎、气管炎等与吸烟相关的疾病。并且这两种烟依然可以成瘾,对胎儿仍有不利影响,所谓的"安全烟"并不安全。为了满足吸烟的快感,吸低焦油烟的烟民往往吸得更多,烟雾在肺内停留的时间有所延长,与普通卷烟相比,其造成的呼吸系统损害并不明显降低。研究发现,烟草中的有害物质不仅包括一氧化碳、烟碱、煤焦油,还有许多不明的致病、致癌因素存在。国内外的研究发现,吸过滤嘴卷烟者的相关疾病发生率是吸无过滤嘴卷烟者的一半。这个数字依然相当庞大，应当予以重视。

尽管吸食不同种类的烟草制品对引发肺癌的危险性有差异，但总体来说，依然增加了罹患肺癌的风险，这一根本性危害并没有改变。

▶▶吸烟与肺癌的关系

肺癌的死亡率一直位居全球各种恶性肿瘤之首（2020年居第二），80%~85%的肺癌由吸烟引起。早在20世纪20年代，医学家们就指出，吸烟与肺癌具有密切联系。但直到20世纪50年代，英国医学研究人员通过对59 000名医生进行大规模的调查研究，才从流行病学的角度科学地证实了吸烟是导致肺癌的罪魁祸首。调查发现，男性吸烟者的肺癌死亡率是不吸烟者的8~20倍。每日吸烟40支者肺癌的病死率比不吸烟者高30倍，每日吸烟15支者肺癌的病死率比不吸烟者高15倍，每日吸烟8支者肺癌的病死率比不吸烟者高10倍。从年龄角度考虑，开始吸烟的年龄越小，患肺癌的概率越高。数据显示，10岁以前开始吸烟者肺癌的发病率为140/10万，明显高于20岁以后开始吸烟者肺癌的发病率。

▶▶不吸烟者患肺癌的原因

吸烟虽然是肺癌的主要致病因素，但并非唯一原因。有数据表明，在美国，每年有1.7万~2.6万不吸烟者死于肺癌，与肺癌发生相关的因素还有职业致癌因素、空气污染、电离辐射、既往肺部慢性感染、遗传因素、饮食因素、病毒感染、内分泌失调等。

肺癌的发生是多因素共同作用的结果，不吸烟不等于没有接触到其他的致癌因素。以空气污染为例，空气污染致癌物的主要形态是直径小于 2.5μm 的悬浮颗粒（PM2.5），空气污染物含有多种致癌性化学物质，主要源自运输车辆排气、发电厂、工业生产、燃烧生物体、供暖、食物烹饪等。2017年全球约有35万人因空气污染导致的肺癌死亡。从病理类型的角度看，在患肺癌的不吸烟者中，腺癌是最为常见的，与吸烟者的肺癌相比,腺癌似乎不那么复杂,靶向驱动突变可能性较高。

二手烟的危害

吸烟不仅影响本人的身体健康,对周围人的健康也会产生不利影响。现已证实,被动吸烟是引起肺癌的重要因素。数据表明,在丈夫吸烟的家庭里,妻子患肺腺癌的概率比丈夫不吸烟的家庭妻子患肺腺癌的概率高将近2倍。

在大多数国家,有15%~50%的人口暴露于二手烟中(也称为"环境"烟草烟雾)。在一些国家,接触二手烟的人口多达70%。据估计,仅在中国就有7.17亿人暴露在家庭的二手烟中。预计接触二手烟致死的人数每年增长120万,其中将有11.4万人死于癌症。

三手烟的危害

最近,三手烟引发了潜在的健康担忧。三手烟是一种不太为人所了解的烟雾接触类型,定义为主动吸烟停止后,残留在室内表面的烟草烟雾。三手烟的暴露来源于室内污染物的非自愿吸入、摄入或皮肤吸收。暴露于三手烟污染的时间范围通常比二手烟要长得多,可能会延长到几天、几个月或几年(长期、低水平暴露)。最近的研究表明,小鼠早年接触三手烟会影响体重、免疫力和肺癌的发展。然而,三手烟对人类健康的不良影响仍未得到充分了解,许多问题仍未得到解答。

一个主要的问题是,在三手烟诱发健康影响的时候,遗传因素如何发挥易感性,特别是肿瘤的发展,以及这些影响是否有一个特定年龄的易感性窗口。通过解决这些问题,我们将更好地了解三手烟对人类健康和疾病的影响。这些信息将弥补在制定有关室内空气质量的政策时所需要的关键知识差距。

易患肺癌的人群

我们要记住3个"20",即吸烟20年以上的、20岁以下开始吸烟的、每天吸烟20支以上的。3个"20"里，只要有一条，就非常容易患肺癌。此外，不同的人在吸烟方式上也有所不同。有的人习惯一支接一支吸，一支卷烟吸到不能再短才扔掉；还有的人吸烟吸得非常深，大部分烟雾都吸入肺部；还有的人有慢性支气管炎，仍然"坚持"吸烟，这些行为都是非常有害的。

除此之外，即使将暴露于烟草这一危险因素考虑在内，患有慢性炎症性疾病（如慢性阻塞性肺疾病或哮喘）的人患肺癌的风险仍会增加。石棉和香烟烟雾可能通过慢性炎症产生一些致癌作用，因为吸烟与较高水平的炎症细胞因子和炎症细胞有关。在肺癌患者中，促炎状态可能导致较差的预后。与肿瘤内巨噬细胞密度低的患者相比，肿瘤内巨噬细胞数量增加的肺癌患者的无复发生存期更短，并且有研究表明，用 C 反应蛋白和白蛋白水平来衡量全身炎症的总程度已被发现是肺癌患者的一个强有力的预后指标。

此外，长时间从事某些行业也容易让人患上肺癌。主要有经常接触煤烟或油烟者——煤、煤焦油或其他油类的燃烧产物具有致癌性。如接触煤气、沥青、炼焦的工人，其肺癌发病率较一般人群为高。体内外接受过量放射线照射者，接触无机砷、石棉、铬、镍等物质的人也容易患肺癌。如接触量大，接触时间长，且缺乏防护，这些人群发生肺癌的危险比普通人群高。因此，应及时采取措施并进行职业病防治，同时也要向劳动者做好宣传，保证劳动者的健康。

▶ 控制烟草的深远影响

烟草控制是利用政策措施和教育行为改变烟草制品使用量的公共卫生干预措施。据估计，1964—2012 年，烟草控制使美国因吸烟造成的死亡人数减少了800 万人。另一项研究显示，2007—2014 年，在至少采用一项控烟政策的 88 个国家中，估计总共避免了 2200 万人的死亡。然而值得指出的是，尽管烟草控制取得了进展，但烟草使用仍然给全球健康和经济带来了巨大负担，并且低收入和中等收入国家的烟草负担更加严重。此外,新出现的烟草产品对烟草控制的监管方法带来了一定程度的挑战,并有可能破坏监管方面的进展。因此,加快实施烟草控制迫在眉睫。

运动

▶ 运动与癌症的关系

目前,有超过 450 项关于运动某些方面与癌症风险的关系的研究,并且数十项 Meta 分析和综述也有相关阐述。世界癌症研究基金会/美国癌症研究所(WCRF/AICR)2018 年专家报告还提供了专家综合的证据。他们均强有力地证实了运动与降低 13 种癌症的风险有关。

此外,美国体力活动指导咨询委员会(PAGAC)报告提供了关于运动和癌症之间联系的一个标准化的证据分级系统,PAGAC 的综述表明,运动可以降低肺癌、膀胱癌、乳腺癌、结肠癌、子宫内膜癌、肾癌、贲门癌和食管腺癌的发病风险,风险降低幅度为 10%~20%,对肺癌而言,风险降低幅度更大,约为 25%。对性别而言,研究显示,运动对男性和女性同样有益。但目前没有足够的证据来证明运动与癌症发生之间的关系是否因年龄或社会经济地位的不同而不同。

▶ 运动降低癌症发生的可能机制

关于运动和癌症风险之间的关系,有几种假设的生物学机制,包括对肥胖、内分泌、慢性炎症、氧化应激和基因组学的不稳定性。并且相关随机对照研究表明,增加有氧运动水平确实能够降低内源性性激素水平、炎症标志物等,从而降低相关癌症风险。

▶ 久坐的危害

在流行病学研究中,运动的强度通常用代谢当量(MET)表示,代谢当量以安静且坐位时的能量消耗为基础。在保持坐姿的情况下,能量消耗往往少于或等于 1.5 MET。久坐行为包括在工作场所、闲暇时间、上下班途中,使用电脑、看电视、阅读,以及在乘汽车、公共汽车、火车和飞机时保持坐姿。

越来越多的证据表明,长期久坐不动与癌症风险增加相关,一项前瞻性研究的 Meta 分析显示,在调整运动的混杂因素之后,每天每多看 1 小时电视,癌症死亡风险增加 2%。另有相关研究表明,久坐行为与乳腺癌、结直肠癌风险增加有关,目前并没有足够的证据来确定久坐与癌症风险之间的关系是否因年龄、性别、种族、民族或其他因素的不同而不同。

对于久坐影响癌症风险的生物学途径,一种可能的病因机制与肥胖有关,肥胖可能会直接或间接地通过提高循环中性激素、代谢激素和脂肪因子的浓度,导致慢性炎症而增加癌症风险。此外,一些实验研究证明,通过站立来中断久坐能够对体内循环中的胰岛素和葡萄糖水平产生有益影响,这证实了久坐行为和 2 型糖尿病之间的联系,而 2 型糖尿病本身也是多种癌症的风险因素。一项包括 54 个国家相关死亡数据的研究总结了所有原因导致的与久坐有关的总死亡率(不包括癌症死亡率)。结果显示,久坐占所有原因死亡率的 4%。

▮▶掌握适宜运动强度的方法

每个人的体质不同,所能承受的运动负荷也不同,找到适合自己的活动强度和活动量,锻炼才会更加安全有效。中等量运动指的是任何活动产生 3~6 MET,剧烈运动是 6MET 或更多。最近世界公共卫生组织对体育活动的建议是每周进行 150 分钟的适度活动或 75 分钟的剧烈活动。

根据自己的感觉判断运动强度是便捷、有效的。中等强度活动时,锻炼者会感觉到心跳和呼吸加快,用力但不吃力,可以随着呼吸的节奏连续说话,但不能唱歌。

还可以根据运动时的心率来控制运动强度,运动后即刻计数脉搏10秒,再乘以6得出。中等强度的运动,心率一般应达到150－年龄(次／分钟),除了体质较好者,运动心率不宜超过170－年龄(次／分钟)。如果你40岁,那么你运动时的心率应控制在110~130次／分钟。对于老年人,这样的心率计算不一定适用,主要应根据自己的体质和运动中的感觉来确定强度。

饮食

▮▶ 饮食与癌症的关系

研究发现,很多癌症与营养因素有关,包括膳食中摄入的热量、脂肪过多,食物中某些营养成分不足等,属于这一类的癌症有胃癌、直肠癌、结肠癌、卵巢癌、宫颈癌、乳腺癌等。

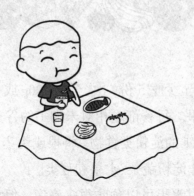

高脂肪饮食可增加结肠癌、乳腺癌、前列腺癌的发病率。有资料显示,大量脂肪会使女性雌激素合成增加,使激素依赖性癌(如乳腺癌)的发病风险升高。长期过量摄入蛋白质会增加患癌的风险,锌、钙、硒、钼、碘等摄入不足也易患癌症。例如,硒具有预防癌症的能力,硒是抗氧化剂,能预防自由基造成的伤害,起到防癌作用。钙摄入不足时,肠道内胆汁和脂肪酸增加,刺激结肠上皮过度增生,促使结肠癌发生。维生素C、E及胡萝卜素具有抗氧化作用,对防癌有一定益处。熏腌食物(如火腿、熏鱼、香肠、熏肉等)一直被认为与癌症发病有着较密切的关系。

▌▶ 蔬菜水果与癌症

多吃新鲜蔬菜、水果可以预防很多癌症,尤其是消化系统肿瘤。目前有大量证据表明,某些蔬菜、水果对特定肿瘤有预防作用,如非淀粉类蔬菜很可能对口腔癌、咽癌、喉癌、食管癌和胃癌有保护作用。葱属蔬菜很可能对胃癌有预防作用;大蒜很可能对结直肠癌有预防作用;水果很可能对口腔癌、咽癌、喉癌、食管癌、肺癌和胃癌有预防作用;含膳食纤维的食物很可能对结直肠癌有预防作用;含叶酸的食物很可能对胰腺癌有预防作用。

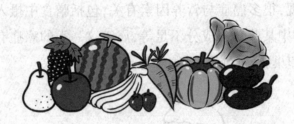

专家建议,每日至少吃 5 份 / 次(至少 400g 或 14 盎司)不同种类的非淀粉类蔬菜和水果。每餐都吃相对未加工的谷类食品和(或)豆类食品(豆荚),限制精加工的淀粉类食物。将根或块茎食物作为主食的人也要保证摄入充足的非淀粉蔬菜、水果和豆类。

虽然多吃蔬菜、水果可以预防很多癌症,但水果并非摄入越多越好。因为多数水果含糖量相对较高,摄入过多可能会增加肥胖的发生率,进而间接增加癌症的发病风险。已有证据表明,摄入过多水果会增加患糖尿病的风险,而糖尿病与多数癌症之间存在一定的相关性。因此,根据中国居民膳食指南的推荐,平均每日水果摄入量以 200~400g 为宜。

▌▶ 加工的水果制品不能替代新鲜水果

由于新鲜水果一般难以长期保存,携带和食用比较麻烦。虽然目前有多种方法可将水果制成加工品,以延长保质期,方便食用,但这些水果在制成加工品的过程中会损失较多的营养成分。例如,果汁是由水果经压榨去掉残渣而制成, 加工过程会使水果中的营养成分（如维生素C、膳食纤维等)发生一定量的损失。果脯是由新鲜的水果糖渍而成的,维生素损失较多,含糖量较高。干果是由新鲜水果脱水而成的,维生素损失较多。目前尚没有充分证据表明这些水果制品能达到与新鲜水果一样的防癌效果。因此,只要条件允许,应尽量选择新鲜水果,只有在携带、食用不方便的情况下,或水果摄入不足时,可以适当采用水果制品进行补充。此外,水果制品中通常还会加入食品添加剂以增加食品的保质期,这同样可能引起一定的健康隐患。

▶▶ 奶类及奶制品与癌症

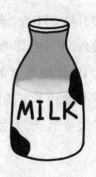

　虽然目前并没有充分的证据表明, 奶类及奶制品能够预防癌症,但相关证据正在不断增多。奶类是一种营养成分齐全、组成比例适宜、易消化吸收、营养价值高的天然食品,主要提供优质蛋白质、维生素A、维生素 B_2 和钙。牛奶中的蛋白质含量平均为3%,消化率高达90%以上,其必需的氨基酸比例也符合人体需要,属于优质蛋白质。脂肪含量为 3%~4%,并以微脂肪球的形式存在,有利于消化吸收。碳水化合物主要为乳糖,有调节胃酸、促进胃肠蠕动和促进消化液分泌的作用,并能促进钙、铁、锌等矿物质的吸收,以及助长肠道乳酸杆菌繁殖,抑制腐败菌的生长。牛奶中富含钙、磷、钾,且容易被人体吸收,是膳食中钙的最佳来源。

　2016 年 5 月发布的《中国居民膳食指南》建议,每人每天应当饮奶300g 或摄入相当量的奶制品,饮奶量多或有高血脂、肥胖倾向者应该选择减脂、低脂、脱脂奶及其制品。

▶▶ 大豆及豆制品与癌症

　与奶类类似, 虽然目前同样没有非常充分的证据表明豆类及其制品能够预防癌症,但相关证据也在不断积累。大豆(包括黄豆、黑豆和青豆)制品通常分为非发酵豆制品和发酵豆制品两类:非发酵豆制品有豆浆、豆腐、豆腐干、腐竹等,发酵豆制品有豆豉、豆瓣酱、腐乳、臭豆腐、豆汁等。大豆含有丰富的优质蛋白、不饱和脂肪酸、钙及 B 族维生素,是我国居民膳食中优质蛋白质的重要来源。大豆蛋白质含量为 35%~40%,除蛋氨酸外,其余必需氨基酸的组成和比例与动物蛋白相似,而且富含谷类蛋白缺乏的赖氨酸,是与谷类蛋白质互补的天然理想食品。大豆的脂肪含量为 15%~20%,其中不饱和脂肪酸占 85%,亚油酸高达 50%,且消化率高,还含有较多磷脂。大豆中碳水化合物的含量为 25%~30%,有一半是膳食纤维,其中棉子糖和水苏糖能够在肠道细菌作用下发酵而产生气体,引起腹胀。大豆含有丰富的磷、铁、钙,每 100g 大豆分别含有磷 571mg、铁 11mg 和钙 367mg,明显多于谷类。由于大豆中植酸含量较高,可能会影响铁、锌等矿物元素的生物利用。大豆中维生素 B_1、维生素 B_2、烟酸等 B 族维生素的含量也比谷类多数倍,并含有一定数量的胡萝卜素和丰富的维生素 E。此外,大豆还含有多种有益于健康的成分,如大豆皂苷、大豆异黄酮、植物固醇、大豆低聚糖等。

根据《中国居民膳食指南(2016)》建议,每人每天应当摄入 25~35g 大豆或相当量的豆制品。

▶▶ 烧烤类、烟熏类食品与癌症

如果肉类直接在高温下进行烧烤,被分解的脂肪滴在炭火上,食物脂肪焦化过程中的产物会与肉内蛋白质结合,进而产生一种叫苯并芘的高度致癌物质,附着于食物表面。经常吃这类被苯并芘污染的烧烤食品,致癌物质会在体内蓄积,有诱发胃癌、肠癌的风险。世界卫生组织历时 3 年的研究结果表明,吃烧烤的毒性与吸烟相同。

▶▶ 饮酒与癌症

目前已有充分的证据表明,含酒精饮料是口腔癌、咽癌、喉癌、食管癌及乳腺癌(包括绝经前和绝经后)的病因。同时,也有充分证据表明,含酒精饮料是男性结直肠癌的病因。同时,含酒精饮料很可能是女性肝癌和结直肠癌的病因。因此专家建议,男性每天的饮酒量应不超过100mL,女性应不超过 50mL。此外,有证据表明,所有含酒精饮料具有相同的作用。没有证据表明不同类型饮料的作用有显著差异。因此,上述男性及女性每日饮酒量的专家建议涵盖所有含酒精饮料,即无论是啤酒、葡萄酒、烈性酒(白酒),还是其他含酒精饮料,男性及女性的每日饮酒量均不应该超出专家建议。同时,专家强调儿童和孕妇不应该饮用含酒精饮料。

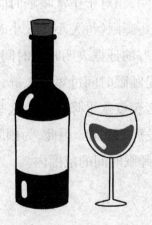

▶▶ 饮茶与癌症

尽管大多数人认为饮茶对预防癌症有益,但目前依然缺乏有力的证据。目前的证据来源包括:①动物试验,给患癌小鼠饲以含茶叶的食料,有癌细胞受抑制的现象;②流行病学依据,在广岛原子弹爆炸事件的幸存者当中,多数有长期饮茶习惯。对于饮茶抗癌的机制,目前认为最主要的成分是茶多酚。尽管目前还不能肯定地说茶叶具有抗癌效应,但至少茶叶不是致癌因素,不管是健康人,抑或患有癌症的人,适当饮用符合卫生标准的茶叶的确是一种良好的习惯。

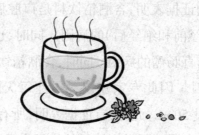

其他

▶ 选择最佳睡眠时间

目前有很多证据表明,相对于正常睡眠时间(每天 6~8 小时),长睡眠(每天大于 8 小时)或短睡眠(每天小于 6 小时)与肥胖等疾病密切相关。虽然目前并没有很好的证据表明睡眠时间过长或过短是否与癌症发病存在明确关联,但是睡眠时间过短的人群,通常会出现一定程度的身体调节功能紊乱,或者免疫水平降低。而这些异常表现,包括肥胖在内,都有可能成为癌症发病的基础。因此,为预防肿瘤,明智的选择是每天睡眠时间保持在正常睡眠时间的范围内。

▶ 母乳喂养与防癌的关系

母乳喂养对母亲和婴儿的好处是显而易见的。母乳喂养不仅能预防婴儿感染、保护不成熟免疫系统的发育、预防其他儿童期疾病,并对母亲本人也非常重要。有研究显示,与有母乳喂养的女性相比,没有母乳喂养的女性,其高血压患病风险增加 1.18 倍,糖尿病患病风险增加

1.30倍。

有证据表明,哺乳能预防母亲各年龄段的乳腺癌。母乳喂养可以把妊娠期乳腺癌的发病风险降低10%,每增加12个月哺乳可以将致密性乳腺发病风险降低6%。还有证据表明,哺乳能降低母亲患卵巢癌、子宫内膜癌的风险。母乳喂养也可以预防儿童超重和肥胖,从而预防体重增加、超重和肥胖引起的相关癌症。因此,专家建议,完全母乳喂养婴儿6个月后,在添加辅食的同时进行母乳喂养。推荐女性哺乳至少18个月。

感染性因素与癌症

传染性致病源在肿瘤的形成中起重要作用,全球有16.1%的肿瘤与致病性病原体有关。在发达国家,传染性病原体导致的癌症死亡占6%,而在发展中国家则高达22%。

国际癌症研究机构(IARC)指出了11种(类)对人类可以致癌的传染性病原体,包括1种细菌、7种病毒和3种寄生虫。细菌是幽门螺杆菌(HP)。7种病毒包括人乳头状瘤病毒(HPV)、乙型肝炎病毒(HBV)、丙型肝炎病毒(HCV)、EB病毒(EBV)、卡波西肉瘤相关疱疹病毒(KSHV)、人类嗜T淋巴细胞病毒–1型(HTLV–1)和艾滋病病毒(HIV)。3种寄生虫包括埃及血吸虫、麝后睾吸虫和华支睾吸虫,每一个传染源至少会引起一种癌症甚至几种癌症。

幽门螺杆菌

幽门螺杆菌(HP)是长期定植在人胃黏膜的革兰染色阴性菌、微需氧致病菌。HP感染是人类最常见的慢性感染之一,感染后一般难以自发清除而导致终身感染,除非进行根除治疗,或胃黏膜发生严重肠化生时细菌难以定植,才会自动消失。

HP感染是慢性活动性胃炎、消化性溃疡、胃黏膜相关淋巴组织(MALT)淋巴瘤和胃癌的致病因素之一。早在1994年,世界卫生组织国际癌症研究机构(IARC)将 HP 列为胃癌的 I 类致癌因子。我国 2017 年由中华医学会消化病学分会幽门螺杆菌和消化性溃疡学组发布的《第五次全国幽门螺杆菌感染处理共识报告》指出,幽门螺杆菌感染和环境及遗传因素一起,是胃癌的主要危险因素。前瞻性研究显示,HP 感染者患胃癌的风险性增加 2~3 倍。

1.HP 的流行病学

幽门螺杆菌在全球自然人群的感染率超过 50%,地域差异极大,发展中国家的感染率高于发达国家。全球范围内感染率最高的地区是非洲(79.1%),其次是拉丁美洲(63.45%)和亚洲(54.7%),然后是北美洲(37.1%),最低的地区是大洋洲(24.4%)。

中华医学会在 2001—2004 年开展的全国大规模流行病学调查发现,我国 HP 的感染率为 42%~64%,平均为 55%,现症感染率最低的地区是广东省,最高的地区是陕西省。HP 感染的影响因素很多,包括经济状况、居住条件、文化程度、职业、饮水等。

2.HP 的传播途径

HP 可以在人与人之间传播。感染者和被污染水源是最主要的传染源。口－口和粪－口是其主要传播途径,以口－口传播为主。前者主要通过唾液在亲密接触者之间传播, 后者主要通过感染者粪便污染水源传播。儿童和成人均为易感人群。

3.HP 的致癌机制

目前认为,HP 的致癌机制主要包括 HP 在胃部定植后毒素对胃黏膜的长期损害、宿主免疫应答介导的胃黏膜损伤、胃酸分泌异常、HP 与胃内微生态的相互影响,以及迫使胃上皮干细胞过快增殖等。

从慢性非萎缩性胃炎开始,直至发展到胃癌,我们的胃黏膜一般会经历 4 个阶段,即萎缩性胃炎、肠上皮化生、上皮内瘤变、胃癌。从慢性非萎缩性胃炎到上皮内瘤变的过程是非常缓慢的, 但是从上皮内瘤变发展到胃癌却十分迅速。萎缩性胃炎如果在 HP 感染的加持之下,会慢慢地发展成局部的肠上皮化生,进而引发上皮内瘤变。胃黏膜上皮内瘤变是一种"癌前病变",是胃癌发生前的步骤,代表着肿瘤生长的起始阶段。因此,预防癌症最主要的一步就是在源头掐灭肿瘤生长的可能,根除 HP 是主要的方法之一,同时配合积极治疗萎缩性胃炎,不再任由其继续恶化下去。《幽门螺杆菌胃炎京都全球共识报告》指出,根除 HP 可以阻断胃黏膜从慢性非萎缩性胃炎发展至萎缩性胃炎和萎缩性胃炎肠化,根除 HP 可使胃癌发生风险降低 54%。

4.针对 HP 感染的预防

研究显示,根除 HP 可降低胃癌发生风险,风险降低程度取决于根除治疗时胃黏膜萎缩的严重程度和范围。根除治疗时未发生胃黏膜萎缩者,根除 HP 后几乎可以完全预防肠型胃癌的发生;对已有胃黏膜萎缩者,预防效果会降低,甚至显著降低。无症状个体在胃黏膜仍处于非萎缩阶段时根除 HP 获益最大。因为此阶段根除治疗可有效预防 HP 相关消化不良、消化性溃疡和胃癌。随访研究显示,根除 HP 后胃黏膜炎症消退,萎缩、肠化生发展可以停止或减缓,部分萎缩可以逆转,但肠化生不能逆转。《幽门螺杆菌胃炎京都全球共识报告》指出,根除 HP 作为降低胃癌发生风险的一级预防措施并不能消除已有胃黏膜萎缩、肠化生者的胃癌发生风险,这些患者需要进行二级预防,即随访和处理。

▶ 人乳头状瘤病毒

人乳头状瘤病毒(HPV)是一种双链环状 DNA 病毒,迄今发现了超过 100 种 HPV 基因型,其中有 40 多种与人类生殖道感染相关。根据致癌风险的大小,HPV 分为低危型和高危型两大类,其中 HPV16、18 型是最主要的致病基因型,70%的宫颈癌都与这两种基因型有关。另外,HPV 感染也是尖锐湿疣(生殖器疣)等肛门生殖器良性病变发生的原因。

HPV 的感染非常常见。据统计,有性行为的女性一生中感染 HPV 的概率高达 80%~90%。绝大多数女性感染 HPV 是一过性的,80%的感染者会在 8~12 个月内通过自身免疫机制被清除,10%~15%的患者会持续感染而致病。因此,对于一过性 HPV 感染,通常不需要治疗,只有高危型HPV 持续感染才需要治疗。

我国女性 HPV 阳性人群发生宫颈癌前病变和宫颈癌的风险是阴性者的 250 倍。除宫颈癌外,高危型 HPV 感染与肛门癌、阴茎癌、外阴癌、阴道癌及口咽癌均有相关性。HPV 感染导致的肿瘤在全球范围内高达 11%~55%,这一比例在我国高达 29%。

1.HPV 的流行病学

多项调查研究表明,HPV 在成年女性中的感染率为 10%~50%,在 14~60 岁的女性中平均感染率接近 30%。其中,20~24 岁的女性感染率最高,接近 50%。据美国报道,75%~80%性活跃的美国人在一生中的某时期会被 HPV 感染。至 50 岁时,80%的美国女性会被至少 1 种型别的 HPV 感染。

国家肿瘤登记中心发布的《中国癌症描述流行病学研究 –2015》报告显示,2015 年我国宫颈癌新发病例为 9.89 万例,其中 3.05 万例死亡。我国宫颈癌的发病,存在城市高于农村,且存在较大的地区差距的情况。近年来,我国城市女性宫颈癌发病率与死亡率的上升速度稍低于农村女性,两者发病均呈现年轻化趋势。WHO/IARC 与中国医学科学院肿瘤医院在 2004—2007 年合作开展的以人群为基础的多中心横断面研究显示,15~59 岁女性的 HPV 感染率为 16.1%,世界人口标化感染率为15.9%。最常见的 5 种HPV 亚型为 HPV16、HPV18、HPV52、HPV58 和HPV39。

2.HPV 的传播途径

HPV 通过性行为(包括口交)及接触感染的皮肤、黏膜或体液传播。70%~90%的 HPV 感染无症状,在 1~2 年内可自行转阴,仅有 5%~10%的 HPV 感染会持续。从 HPV 感染进展为浸润性宫颈癌通常需要20 多年。

3.HPV 的致癌机制

HPV 感染特别是持续的高危型 HPV 是导致宫颈癌的最主要因素。研究发现, 在 99%以上宫颈癌患者的宫颈脱落细胞标本中都可以检测到 HPV 感染。

HPV 只能在皮肤和黏膜的细胞中增殖,HPV 可以利用 DNA 损伤应答途径来自我复制,以合成更多的游离 HPV 与宿主 DNA 整合。高危型 HPV 感染上皮细胞后,病毒 DNA 整合入细胞基因组,整合入宿主基因组的病毒基因组不完整,有全部的 E6 和 E7 基因,但没有 HPV 结构蛋白基因,不能复制出子代病毒。高危型 HPV 感染上皮细胞后,可产生过量的 E6、E7 蛋白,并促进细胞发生癌变。相比游离的 HPV,整合后的状态更有利于细胞的增殖,从而进一步促使宫颈癌的发生。高危型 HPV 主要通过 E6 和 E7 两种癌蛋白引起恶性肿瘤,HPV E6 和 E7 癌蛋白在上皮细胞中的持续高表达会干扰细胞周期、抑制细胞凋亡、激活端粒酶使细胞永生化,最终导致癌症的发生。

4.针对 HPV 感染的预防

目前 HPV 疫苗已在多个国家推广使用,并取得了良好效果。WHO 建议具备条件的国家引入 HPV 预防性疫苗进行常规接种,并将其作为预防宫颈癌和其他 HPV 相关疾病防控策略的一部分。作为一种初期预防手段,HPV 疫苗的广泛使用使宫颈癌的预防获得了极大的成功,尤其是在高收入国家。2006—2014 年,已有 64 个国家普及了 HPV 疫苗,大幅度降低了 HPV 感染及宫颈相关疾病。若 HPV 疫苗免疫覆盖率很高,在未接种疫苗的人群中也会获得一定的免疫力,即群体免疫力。应用安全有效的 HPV 疫苗,是从根本上阻断 HPV 病毒传播、预防 HPV 相关癌症的最有效措施。

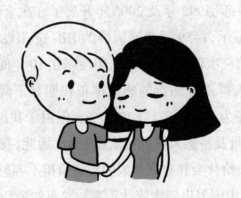

现有的 HPV 疫苗主要针对宫颈癌高危型 HPV 的预防。目前,全球共有 3 种预防性 HPV 疫苗,即二价、四价、九价疫苗。价指针对病毒亚型的种类数,价数越多,可以预防的 HPV 类型越多。

- 二价疫苗针对两型:HPV16、HPV18。
- 四价疫苗针对四型:HPV6、HPV11、HPV16、HPV18。
- 九价疫苗针对九型:HPV6、HPV11、HPV16、HPV18、HPV31、HPV33、HPV45、HPV52、HPV58

▶▶ 乙型肝炎病毒

乙型肝炎病毒(HBV)是引起乙型肝炎的病原体,属嗜肝 DNA 病毒科。HBV 在世界一些地区非常普遍,据估计,全球有 2.6 亿人为慢性携带者,其中每年会有 1%~2%发展成肝病。2018 年,慢性感染导致了约 36 万例肝癌,约占所有肝癌发病病例的 55%。目前有报道显示,HBV 感染与肝癌、食管癌、胃癌、肾癌、肝内胆管癌、肝外胆管癌、胰腺癌、非霍奇金淋巴瘤、白血病等癌症的风险增加显著相关。

1.HBV 的流行病学

从全球范围来看,我国有着最多的 HBV 感染者,但我国 5 岁儿童 HBV 感染人数只排在全球第 10 位,这主要得益于疫苗的接种。在 HBV 感染儿童人数最多的 16 个国家中,我国是唯一一个乙肝疫苗三针接种率达到 90%以上的国家。

我国于 1979 年、1992 年及 2006 年开展了 3 次全国乙肝血清流行病学调查,结果显示,1~59 岁普通人群的 HBsAg 阳性率分别为 8.8%、9.8%及 7.18%。第三次调查结果显示,阳性率在 10 年间下降了 20.61%。由此可见,我国人群乙肝病毒的感染率正在明显下降,已经从乙肝高发区(≥8%)转变为乙肝中发区(2%~7%),但由于我国人口众多,HBV 携带者的绝对数量及易感人群数量依然庞大。因此,我国的乙肝防治任务仍然十分严峻,给社会和家庭造成的经济负担不容忽视。

根据《2019 中国卫生健康统计年鉴》发布的最新乙型肝炎发病数

据,2018 年我国乙肝新发人数依旧维持在 100 万以上,新发人数最多的
10 个省级行政单位占全国新发人数的 67.6%。广东、湖北、河南、河北、
湖南近年来一直位居全国乙肝新发人数前五。西藏、天津、北京的新发
人数最少,且还有逐年下降的趋势。

2.HBV 的传播途径

(1)母婴传播。母婴传播是最重要的传播途径,我国有 30%~50% 的
乙肝患者是母婴传播所致。在成人肝硬化、肝癌患者中,有 90% 以上是
婴幼儿时期感染上乙肝病毒的。这是亚洲主要的传播方式。

(2)血液传播。在医院的检查、治疗过程中,因使用未经严格消毒且
反复使用被 HBV 污染的医疗器械而引起感染的, 称为医源性传播,包
括手术、牙科器械、采血针、针灸针、内镜等器材。当患者输入被 HBV 感
染的血液和血液制品后,可引起输血后乙型肝炎的发生。

(3)性行为传播。在性生活过程当中,如果出现性器官损伤,那么
HBV 会通过乙肝病毒携带者的精液或阴道分泌物进入受伤者体内,实
现传播。性传播也是乙肝传播的途径之一。

3.HBV 的致癌机制

HBV 的持续感染是导致肝细胞癌(HCC)的一个主要危险因素,但
具体的发病机制仍然不明。肝炎病毒慢性感染 20~30 年后, 有 20%
~30% 的患者发生肝硬化,80%~90% 的肝癌在肝硬化的基础上发展而
来。HBV 可能通过两个主要机制致使 HCC 发生:HBV 整合到宿主细胞
DNA 中,以及在宿主细胞 DNA 中病毒基因组发生突变,这可能导致宿
主细胞重要基因的表达发生改变。HBV 病毒蛋白对于细胞功能可能有
一个直接的作用,HBV 病毒蛋白可以影响抑癌基因和癌基因的表达,也
可以干扰多种细胞信号转导通路,影响细胞的增殖、转移。

4.针对 HBV 感染的预防

HBV 疫苗被证实能够显著降低患肝病的概率, 也是首个针对主要
癌肿研发的疫苗。自 1982 年有效的乙肝疫苗研制成功后,到 2016 年,
已有 185 个国家开始接种乙肝疫苗,全球接受过三针 HBV 疫苗的儿童

覆盖率达到 87%。在大部分高、中收入国家,HBV 疫苗的接种率约为80%。WHO 建议,婴儿乙肝疫苗三针覆盖率应达到 90% 或以上。我国原卫生部于 2005 年起,将乙肝列为国家 4 个重点控制传染病之一,并于2006 年初发布了《2006—2010 年全国乙型病毒性肝炎防治规划》,在这个规划里明确提出了将 5 岁以下儿童 HBsAg 阳性率降至 1% 以下的防控目标。如今中国的婴儿乙肝疫苗三针覆盖率达到了 99%,大幅提高了地区的平均水平。

乙型肝炎虽无病毒根治手段,但通过现有治疗方法能够有效控制病毒复制。常规产前检查、抗病毒药物、妊娠和婴儿出生时的乙肝疫苗接种,这些措施都可以降低垂直传播的风险,有效阻断母婴传播。

然而,HBV 从感染到癌症的潜伏期为 30~40 年,预防工作的成效还需要很长时间才能显现出来。预防肝癌,建议乙肝患者一定要做好以下三点:第一,养成良好的生活习惯,包括清淡饮食、不喝酒、不吸烟、不熬夜;第二,定期检查乙肝病毒、肝功能、甲胎蛋白、肝脏彩超,及时发现乙肝病毒是否活跃,是否需要治疗,是否转变为肝硬化或肝癌;第三,必要时及时治疗。如果出现了肝功能的明显异常,或乙肝病毒定量明显异常,不仅容易爆发急性肝衰竭,也容易加速肝硬化和肝癌的进程,需要及时治疗。

▮▶丙型肝炎病毒

丙型肝炎病毒(HCV)是黄病毒科病毒,其基因组为单正链 RNA。2015 年,全球约有 3.5 亿例病毒性肝炎慢性感染者,其中 7100 万人为HCV 慢性感染者。2018 年,慢性 HCV 感染导致约 16 万例癌症新发病例,其中大部分是肝癌,还有约 10% 的非霍奇金淋巴瘤。在中等收入国家,引起肝癌的主要感染性病因是 HBV,但在高收入国家,40% 的肝癌由 HCV引起。在日本,这一比例高达 60%。HCV 严重危害着人们的健康,因为HCV 起病隐匿,40%~60% 的 HCV 感染者会在感染后转化为慢性感染,而这些慢性 HCV 感染者中有较高的比例转化为肝癌。

暴露于 HCV 后 1~3 周,在外周血可检测到 HCV-RNA。病毒血症持续 6 个月仍未清除者为慢性 HCV 感染,急性丙型肝炎慢性化率为 55%~85%。HCV 感染进展多缓慢,感染 20 年后,感染导致的肝硬化发生率在儿童和年轻女性中为 2%~45%,中年人因输血感染 HCV 导致肝硬化的发生率为 18%~30%,一般人群的肝硬化的发生率为 5%~15%。HCV 相关的 HCC 发生率在感染 30 年后为 1%~3%,主要见于进展期肝纤维化或肝硬化患者,一旦发展成为肝硬化,HCC 的年发生率为 2%~4%。

1.HCV 的流行病学

丙型肝炎呈全球性流行,不同性别、年龄、种族人群均对 HCV 易感。感染最高的是埃及、巴基斯坦和蒙古(高达 20%),中国(10%)为中等水平。

2017 年我国 HCV 感染例数为 959 万例,预计 2030 年为 682 万例。中国肝炎防治基金会采用 Meta 法分析了我国的 HCV 感染情况,一般人群抗 HCV 阳性率为 0.60%。全国各地抗 HCV 阳性率有一定差异,以长江为界,北方高于南方,抗 HCV 阳性率随年龄增长而逐渐上升,1~4 岁组为 0.09%,50~59 岁组升至 0.77%。性别无明显差异。

2.HCV 的传播途径

目前 HCV 的传播途径有 4 类,即血液传播、接触传播、性传播和母婴传播。

(1)血液传播。由于抗 HCV 存在窗口期,抗 HCV 检测试剂的质量不稳定及少数感染者不产生抗 HCV 抗体。因此,无法完全筛出 HCV 阳性者,大量输血和血液透析仍有可能感染 HCV。

(2)接触传播。这是目前最主要的传播方式,在某些地区,因静脉注射毒品导致 HCV 传播的占 60%~90%。使用非一次性注射器和针头、未经严格消毒的牙科器械、内镜、侵袭性操作和针刺等也是经皮传播的重要途径。一些可能导致皮肤破损和血液暴露的传统医疗方法也与 HCV 传播有关。共用剃须刀、牙刷、文身、穿耳环孔等,也是 HCV 潜在的经血传播方式。

(3)性传播。HCV 可通过性接触传播,尤其是那些性伴侣较多、有同性接触的人群。

（4）母婴传播。抗 HCV 阳性的母亲将 HCV 传播给新生儿的概率为 2%。若母亲在分娩时 HCV-RNA 呈阳性，则传播的概率可高达 4%~7%；合并 HIV 感染时，传播的危险性增至 20%。

3.HCV 的致癌机制

HCV 的慢性感染对于肝癌来说是一个主要的危险因素。HCV 编码的 10 个病毒蛋白，分别是结构蛋白（Core、E1、E2、p7）和非结构蛋白（NS2、NS3、NS4A、NS4B、NS5A 和 NS5B）。其中，Core 蛋白被认为具有诱导肝脂肪变、氧化应激反应及肝癌发生的功能。氧化应激反应是 HCV 致病的一个重要环节，Core 蛋白能通过多种信号分子途径诱导氧化应激反应发生，并最终导致肝癌的发生，比如通过诱导 Cox-2、iNOS、VEGF 等细胞因子导致氧化应激反应的发生。同时，HCV 又通过增加基因组 DNA 损伤，下调免疫负调控因子表达，来促进肝癌的发展。

4.针对 HCV 感染的预防

HCV 是高度可变的，有许多不同的基因型。这一点加大了疫苗开发复杂的程度，目前还没有可用的 HCV 疫苗。2014 年，HCV 抗病毒药物的引入，使 HCV 的治愈率达 90% 以上，且副作用小。对于丙型肝炎来说，加大筛查并对感染者进行治疗，可以完全实现治愈，避免进展为 HCV 感染的肝硬化和肝癌。

丙型肝炎的预防首先要切断传播途径，通过加大对采供血机构的监管，严格筛选献血员，以立法的方式控制血源性传播；预防医源性及破损皮肤黏膜传播，不要到不正规的医院进行输血透析治疗，不要用他人的牙具、剃刀，要去正规医院进行侵入性检查；预防性接触传播，对有多个性伴侣者应定期检查，加强管理，建议 HCV 感染者使用安全套，同时要对青少年进行正确的性教育；预防母婴传播，对 HCV 阳性的孕妇，应避免延迟破膜，尽量缩短分娩时间，保证胎盘的完整性，避免羊膜腔穿刺，减少新生儿暴露于母血的机会；积极治疗和管理感染者，只要确诊为 HCV 感染，不论疾病分期如何，符合抗病毒治疗指征的感染者均应该治疗。

EB 病毒

EB 病毒（EBV）是一种 DNA 病毒，又称人类疱疹病毒 4 型，属疱疹病毒科，广泛存在于自然界，是一种人类普遍易感的病毒。EBV 是第一个被发现的人类肿瘤病毒。每年有超过 20 万的癌症患者与 EBV 感染有关，包括非洲特有的伯基特淋巴瘤、霍奇金淋巴瘤、部分非霍奇金淋巴瘤、鼻咽癌、胃癌、喉癌等。

EBV 在正常人群中的感染非常普遍，有超过 90% 的人会在一生中感染 EB 病毒，但通常不被发现。在大部分免疫力正常的人群中，EB 病毒并不会引起临床症状或疾病，EB 病毒携带者也无须开展针对性治疗。EB 病毒感染的危害可轻可重，且因人而异，轻者发热几天后即可恢复正常。少数患者病情迁延，发展为慢性感染和肿瘤。病毒大量存在于唾液腺及唾液中，可持续或间断排毒达数周、数月甚至数年之久。

1.EBV 的流行病学

EBV 的感染高峰集中在 3 岁之前，城市的感染率低于农村。与欧美国家相比，亚洲南部和非洲国家的 EBV 感染率明显增高。在相同年龄阶段，发达国家的 EBV 感染率要低于发展中国家和不发达国家。EBV 引起的疾病具有地区差异，在欧洲和北美洲，EBV 主要引起传染性单核细胞增多症的发生，通常影响青少年或年轻人；在非洲赤道附近，EBV 感染与伯基特淋巴瘤有关；在中国南部和东南亚国家，EBV 感染经常导致鼻咽癌和喉癌。

2.EBV 的传播途径

传播途径主要为经口密切接触（口腔唾液等传播），飞沫传播虽有可能，但较少见。偶可经输血及粪便传播，关于宫内传播问题尚有争议。

3.EBV 的致癌机制

EBV 主要感染人类上皮细胞和 B 细胞，在记忆 B 细胞中建立长期的无症状感染。EBV 在口咽部上皮细胞内增殖，然后感染 B 淋巴细胞，这些细胞大量进入血液循环而造成全身性感染，并可长期潜伏在人体淋巴组织中。当机体免疫功能低下时，潜伏的 EBV 活化可致复发感染。EBV 在鼻咽上皮细胞的长期潜伏感染，是导致正常细胞发生永生化癌变的关键因素之一。EBV 感染可导致免疫功能紊乱，从而发生与之相关的多种疾病(如淋巴瘤、传染性单核细胞增多症、类风湿关节炎等)。

4.EBV 感染相关的预防

近年来，国内外正在研制 EBV 疫苗，然而现有的研究停滞不前，期待后续有安全、有效的 EBV 疫苗面世。EBV 感染与社会经济因素密切相关，随着社会经济的发展、人们健康意识的提高、生活方式的改变，EBV 的感染或可有所下降。

▮▶ 卡波西肉瘤相关疱疹病毒

卡波西肉瘤相关疱疹病毒(KSHV)也称为人类疱疹病毒 8 型，是导致卡波西肉瘤的病毒，获得性免疫缺陷综合征(AIDS)患者最常感染。KSHV 发现于 1994 年，首次发现于 AIDS 患者的卡波西肉瘤(KS)组织中。健康个体感染 KSHV 后可能不出现任何症状和体征，但这种感染可能是终身的。研究显示，KSHV 与多种疾病相关，包括肺癌、膀胱癌、前列腺癌等，尤其是淋巴增殖性疾病，包括原发性渗出性淋巴瘤和中心型 Castleman 病相关的浆母细胞淋巴瘤。

1.KSHV 的流行病学

KSHV 在世界各地的感染率差异很大，按地理位置和血清学阳性率来看，非洲和巴西亚马逊地区最高，其次是地中海地区和中东地区，北美洲、欧洲大部分地区及亚洲较低。我国的 KSHV 感染率相对较低，汉族的感染率从 5.2%~16.1%不等。新疆地区的 KSHV 感染率相对较高，整体的KSHV 是 25.5%。有研究表明，维吾尔族患者的 KSHV 血清阳性率为 46.6%。

2.KSHV 的传播途径

人群对 KSHV 普遍易感，感染者是主要传染源。美国和欧洲北部、亚洲等地区的研究表明,KSHV 可通过同性性传播，异性 KSHV 性传染相对少见。KSHV 偶尔可通过母婴传播和器官移植传播,也有研究认为,唾液可能是 KSHV 的一种传播载体。唾液可能是 KSHV 在异性恋和同性恋群体中传播的可能途径之一。在器官移植过程中，也可能因此感染。一种可能的情况是，由于器官移植需要抑制免疫系统，造成了跟 HIV 患者一样的免疫抑制,因此具有较高的 KSHV 感染发病率。

3.KSHV 的致癌机制

当机体处于免疫功能较低或缺陷状态时，可导致 KSHV 感染及相关疾病,如 KS 和某些 B 细胞淋巴瘤。KSHV 可进入树突状细胞、巨噬细胞、B 细胞等,在细胞内复制并影响其功能,并可促进宿主细胞肿瘤转化。KSHV 可激活 Wnt/β – 联蛋白信号通路,是诱导恶性肿瘤发生的可能机制之一。KSHV 还可以在宿主细胞内创造一个适合自己增殖的微环境,在长期潜伏感染的过程中,通过多种途径刺激宿主细胞增殖、分化并转化为恶性肿瘤。

4.针对 KSHV 感染的预防

截至目前，尚未开发出疫苗或药物来预防或治疗 KSHV 或其引起的癌症。针对 KSHV 也没有专门的药物。针对其他疱疹病毒的药物种类繁多,可以很好地预防 KS 的发生。但这些药物是否能够逆转已经发生的 KS,将肿瘤细胞逆转为正常细胞,这一问题,尚无定论。所以对于 HIV-KSHV 合并患者来说,首要的就是把 HIV 的拷贝数控制住,也就是不进展到 AIDS,这样就算有 KSHV 的感染,也并不致命。而且,对于已经发生 KS 的 AIDS 患者,如果治疗 HIV 之后能够降低 HIV 水平,就能够逆转 KS,甚至完全消失。

▣▶ 人类嗜 T 淋巴细胞病毒-1 型

人类嗜 T 淋巴细胞病毒 –1 型(HTLV-1)是首个被发现与癌症相关的 RNA 反转录病毒。HTLV 基因组稳定,不易发生遗传变异,感染后能在人体内长期存在达 20 年以上。据报道,2%~4%的 HTLV-1 感染人群可发展成为成年人 T 淋巴细胞白血病（ATL），1%~2% 的感染者会发展为相关性脊髓病和(或)热带痉挛性瘫痪。此外，HTLV-1 还与一些神经系统疾病的发生相关，如葡萄膜炎、慢性炎性关节病、感染性皮炎等。

1.HTLV-1 的流行病学

HTLV-1 在全球的流行具有区域性特点，主要集中于日本南部、非洲撒哈拉地区、非洲中西部地区和加勒比海地区等。据不完全统计，全世界有 500 万 ~1000 万人感染 HTLV-1。我国属于 HTLV-1 低流行区，但在福建、广东等沿海地区发现有局部集中的 HTLV-1 小流行。

2.HTLV-1 的传播途径

大量研究证明，细胞与细胞接触感染是 HTLV-1 主要的感染方式。乳汁、精液、血液等液体中均含有淋巴细胞，因此，HTLV-1 可通过母婴传播、性传播及血液传播。

3.HTLV-1 的致癌机制

HTLV-1 感染者中约 3% 可发展成 ATL，平均潜伏期长达 30 年。在反转录酶的作用下，HTLV-1 合成病毒 DNA，并整合于宿主细胞。由于整合部位的不同，转化成不同的细胞克隆。在细胞继续增殖过程中，细胞克隆DNA 发生突变而演变成白血病细胞，进而形成白血病细胞克隆。

4.针对 HTLV-1 感染的预防

目前尚无针对 HTLV-1 病毒的特异性疫苗。因此，切断传播途径是预防 HTLV-1 感染的主要策略。一方面，加强流行地区献血者筛查，另一方面，对全血或浓缩细胞成分进行过滤，是预防 HTLV-1 经输血传播的有效措施。由于母乳喂养是母婴传播 HTLV-1 的重要途径之一，建议 HTLV-1 抗体阳性的母亲采用配方奶粉喂养婴儿，可显著降低 HTLV-1 的传播风险。对于抗体阳性的母亲，亦可通过将母乳冻融灭活病毒的方法来降低病毒传播风险。此外，严禁吸毒、不与他人共用注射器、在性生活中使用安全套，也是预防 HTLV-1 传播的有效方式。

▓▶ 艾滋病病毒(HIV)

艾滋病病毒(HIV)于1981年在美国被首次发现,其通过破坏人体的T淋巴细胞,阻断细胞免疫和体液免疫过程,致使免疫系统瘫痪,从而导致各种疾病在人体内蔓延,最终进展为艾滋病。虽然HIV不是直接致癌物,但HIV感染会导致免疫抑制,从而促进由其他感染引起的癌症发展,其中包括卡波西肉瘤、非霍奇金淋巴瘤、霍奇金淋巴瘤、宫颈癌、肛门癌等。

1.HIV的流行病学

自1985年在我国发现了第一例输入性HIV感染者以来,经过长时间的传入、扩散,经历了增长期和快速增长期,目前已经处于稳定增长阶段,感染者已从高危人群转向普通人群。截至2019年10月底,全国报道存活的HIV感染者95.8万。2019年1—10月,全国新报道感染者13.1万例,新增加抗病毒治疗12.7万例。在新报告感染者中,异性性传播占73.7%,男性同性性传播占23.0%。

2.HIV的传播途径

(1)性接触传播。性接触传播包括同性及异性之间的性接触,肛交、口交有更大的感染危险。

(2)血液传播。输入了被HIV污染的血液或血液制品;静脉药瘾者共用受HIV污染的、未消毒的针头及注射器;共用其他医疗器械或生活用具,也可能经破损处传染,但罕见。常见的情况包括以下几种:注射器或针头消毒不彻底或不消毒,特别是儿童预防注射未做到一人一针一管;口腔科器械、接生器械、外科手术器械、针刺治疗用针消毒不严密或不消毒;用于理发、美容、文身等的刀具、针具、修脚刀不消毒;和他人共用刮脸刀、剃须刀或牙刷;输用未经艾滋病病毒抗体检查的供血者血液或血液制品,以及类似情况下的输骨髓和器官移植;救护流血的患病伤员时,救护者破损的皮肤接触伤员的血液。

(3)母婴传播。也称围生期传播,即感染了HIV的母亲在产前、分娩过程中及产后不久将HIV传染给了胎儿或婴儿。可通过胎盘、分娩或哺乳传染。

3.HIV 的致癌机制

HIV 主要通过削弱感染者的免疫力间接引起癌症。一方面,机体免疫功能被削弱,导致癌细胞更难被杀死;另一方面,其他致癌病毒的复制更加活跃,增加了患癌风险,这是主要的致病模式。HIV 引起的癌症大部分和病毒感染有关,比如卡波西肉瘤(疱疹病毒)、非霍奇金淋巴瘤(EBV)、肝癌(HBV、HCV)。

4.针对 HIV 感染的预防

艾滋病是一种病死率极高的恶性传染病,是国际社会共同面临的重大公共卫生和社会问题,在全世界范围内已有几千万的患者。由于目前尚缺少有效预防艾滋病的疫苗和根治药物,该病已成为国际社会共同的梦魇。

我国政府对艾滋病防治工作高度重视,经过多年的防治实践,总结出涵盖 7 个方面的防治政策与策略:高度重视,积极防治;依法管理,与时俱进;宣传教育,预防为主;检测监测,首要策略;行为干预,标本兼治;治疗关怀,防治结合;社会动员,整合资源。目前,我国艾滋病防治工作面临着诸多问题和挑战,主要有以下几个方面:一是不能有效限制引发艾滋病流行的危险因素;二是对艾滋病疫情情报缺乏精确统计;三是针对艾滋病知识的宣传力度不够;四是缺乏科学的监督和评价体系;五是缺乏一套节省资源、控制质量的高效综合防治方法;六是缺乏高效的监测。

▶▶ 吸虫

吸虫生活史复杂,有世代交替和宿主转换现象,通常包括虫卵、毛蚴、胞蚴、雷蚴、尾蚴、囊蚴、童虫、成虫等阶段。寄生于人体的吸虫有 30 余种,我国常见的有华支睾吸虫、布氏姜片虫、卫氏并殖吸虫、斯氏狸殖吸虫、日本血吸虫等。国际癌症研究机构已经将华支睾吸虫、埃及血吸虫及麝后睾吸虫列为Ⅰ类致癌生物。目前,日本血吸虫寄生与肿瘤发生的关系尚不明确,但有证据支持日本血吸虫寄生可能促进结肠癌的发生,因此,日本血吸虫被列为ⅡB类致癌生物。猫后睾吸虫与胆管癌发生的关系尚不明确,被列为Ⅳ类致癌生物。

华支睾吸虫主要分布在亚洲,如中国、日本、朝鲜半岛和东南亚地区,其感染者发生胆管癌的风险是非感染者的4.5倍。据估计,我国的华支睾吸虫感染病例占全世界的50%,且每年有超过5000的感染者发展成胆管癌。埃及血吸虫引起的膀胱癌在吸虫流行的热带和亚热带地区较为常见。麝后睾吸虫的高度流行区位于全球胆管癌发生率最高的泰国东北部,该地区人群胆管癌的平均患病率为0.32%。麝后睾吸虫的生活史、致病与华支睾吸虫基本相似。

1.吸虫的流行病学

我国华支睾吸虫病的流行态势依然严峻。全国31个省(区、市)华支睾吸虫的标化感染率为0.58%,比1992年全国调查时上升了75%,其中广东、广西、吉林等地的上升幅度尤为显著。据估算,我国现有的华支睾吸虫感染人数为1249万,占全球华支睾吸虫感染者的80%。

2.吸虫的传播途径

吸虫感染主要是由不良生活习惯引起的。食用全生或半生的被囊蚴感染的鱼虾后,囊蚴会在十二指肠(或小肠)中脱囊,幼虫经肝胰管壶腹部,沿胆管逆行至肝内胆管,最终附于胆管上皮,导致人类或其他终末宿主发病。

3.吸虫的致癌机制

(1)华支睾吸虫致胆管癌。尽管有大量的证据表明,华支睾吸虫感染会诱发或促进胆管上皮癌发生,但具体机制尚不明确。其中,吸虫的机械性刺激、排泄或分泌物的作用及免疫病理学的变化,被认为是最主要的因素。

(2)埃及血吸虫致膀胱癌。虫卵沉积及由此引起的炎症反应造成的慢性刺激,是最明显的致癌机制。有观点认为这种癌症的形成是由于细胞介导的异物反应和伴随而来的组织纤维化的结果。此外,吸虫感染的患者的尿液中的亚硝酸盐和N-亚硝基化合物的结构在其引发的膀胱癌中起着重要作用。

4.针对吸虫感染的预防

华支睾吸虫感染与胆管癌发生、发展的确切机制尚未明确,增加了对胆管癌的预防及控制难度。目前,我国通过对疫区人们的健康教育,改善不良的生活、饮食方式,加强对水源管理,已经从根本上阻断了食源性吸虫的感染和传播,降低了因华支睾吸虫感染导致的胆管癌发病率。控制华支睾吸虫感染是预防疫区胆管癌的有效途径之一。同时,对胆管癌的治疗不应忽略对华支睾吸虫的治疗。

代谢与癌症

▶▶ 何为代谢综合征

代谢综合征(MS)是一组以胰岛素抵抗为主,表现为中心性肥胖合并高血压、高血糖、血脂代谢异常等为特征的临床综合征。在我国,成年人的 MS 患病率为 14%~16%,男性多于女性,且随年龄增长而增加。

MS 的诊断标准并非完全统一,国际糖尿病联盟、我国糖尿病协会等均提出了各自的建议。2004 年,中华医学会糖尿病分会提出 MS 的建议诊断标准,符合以下 4 个标准中的 3 个或全部即可诊断为 MS。

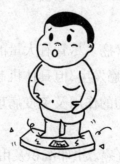

• 超重或肥胖。体重指数 ≥25.0kg/m²。

• 高血糖。空腹血糖 ≥6.1mmol/L 或餐后 2 小时血糖 ≥7.8mol/L 和(或)已确诊糖尿病并正在治疗者。

● 高血压。收缩压 / 舒张压 ≥18.6/12.0kPa(140/90mmHg),或已确诊为高血压并正在治疗者。

● 血脂紊乱。空腹三酰甘油(TG)≥1.70mmol/L,或空腹高密度脂蛋白胆固醇(HDL-C)男性 <0.9mmoL/L、女性 <1.0mmoL/L。

▶ 代谢综合征与癌症

大量流行病学研究显示,MS 不仅会增加心脑血管疾病的发病风险,还与乳腺癌、子宫内膜癌、肝癌、结直肠癌、膀胱癌等多种恶性肿瘤的发生密切相关。例如,MS 可以增加乳腺癌的发病风险,且随着代谢异常数目的增加,患病风险呈线性上升趋势。这一结论在消化系统肿瘤、泌尿系统肿瘤中得到再次验证。

▶ 如何预防代谢综合征

对于代谢综合征人群,制定合理有效的预防措施,已成为当今关注的焦点和减少癌症发病率的突破点。最根本的方法是减少危险因素,改变生活方式,包括适量运动、控制体重、避免久坐不动、健康合理饮食、养成良好的生活习惯等。

1.适量运动

流行病学研究发现,缺乏体育锻炼会增加多种肿瘤的发病率和死亡率(如膀胱癌、乳腺癌、结直肠癌、子宫内膜癌、食管癌、胃癌、肾癌等),但具体运动形式及强度尚无统一规定,明确合理的运动量、反应关系或保持健康体重(即体重指数为 18.5~23.9kg/m²)对制定癌症预防指南至关重要。建议 18~64 岁者,每周至少坚持 150 分钟的中等强度运动(大致 5 次 / 周,30 分钟 / 次)或 75 分钟的高强度有氧运动,2 次力量性训练。65 岁以上者应尽量锻炼,如合并行动受限的慢性疾病,则要根据医师指导适当调整运动时间和强度。

2.避免久坐不动

现如今,因为工作、生活、个人习惯等原因,人们在工作场所、闲暇时和家中久坐的时间越来越长,久坐不动行为的弊端也日益凸显。有评论指出,同时针对身体活动和久坐行为的干预,在改变久坐时间方面通常无效。但最近有试验评估了关于工作场所干预措施减少久坐时间的有效性,认为坐立两用办公桌能有效减少工作时久坐的时间。短期休息(1~2分钟)比长期休息(15分钟×2次/每个工作日)更有效。

3.合理膳食

研究表明,不健康的饮食习惯(包括红肉和加工肉类、含糖饮料、咸味零食、淀粉类食品、精制碳水化合物)可增加多种癌症的发病风险。高热量含糖饮料会导致过多的能量摄入和体重增加,较强的饱腹感,会降低人们的饮食质量。分析整个膳食谱发现,红肉、加工肉类、煎蛋、黄油、甜食、动物脂肪等可增加癌症的发病风险,而绿色蔬菜、水果、鲜鱼、乳制品等则有保护作用。为了实现合理膳食,尤其要注意添加新鲜蔬菜、水果,限制红肉摄入量,对预防癌症的发生有不可忽视的作用。具体可参考"中国居民平衡膳食宝塔(2016)"。

▶ 超重与肥胖现状

近年来,肥胖症在世界各地的发生概率急剧上升,欧美国家,尤其美国高达20%~30%。作为一种国际流行性疾病,肥胖症已成为高血压、糖尿病、冠心病、癌症等多种慢性病的"罪魁祸首",严重威胁着人类的身体健康和生活质量。如何有效定义肥胖成为一直以来关注的焦点。用于评估、测量超重和肥胖的指标很多,常见的包括体质指数(BMI)、体重、腰围及腰臀比(WHR)、体内脂肪含量等。目前,国内外较公认的评估指标是BMI[体重(kg)/身高的平方(m^2)]。在我国,$18.5 \leq BMI < 24kg/m^2$是成人BMI的正常范围,$24 \leq BMI < 28kg/m^2$为超重,$BMI \geq 28kg/m^2$为肥胖。

最新研究报道,1975—2016年间全球肥胖人数飞速增多。男性患病率由3%增至12%,女性由7%增至16%,肥胖总人数达6.71亿人,其中欧美最高,亚洲和非洲最低(图2-1)。世界癌症研究基金会和美国癌症研究所(WCRF/AICR)报告,2016年,全球约40%的成年人和18%的儿童(5~19

88

岁)体重超标,相当于近20亿成年人和3.4亿儿童。这一趋势正在对人们的健康造成严重损害,2015年已有400万人死于体重超标。

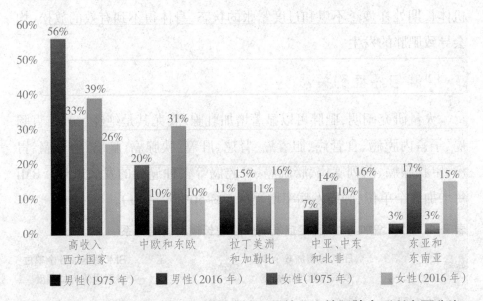

图2-1 1975年和2016年,全球不同地区男性和女性肥胖人群所占百分比。其中,1975年男性和女性的基数分别为0.31亿人和0.69亿人,2016年分别为2.81亿人和3.90亿人。BMI≥30kg/m² 定义为肥胖。

▮▶ 超重与肥胖的原因

肥胖是由遗传因素、生活方式等多种因素共同作用的结果,非遗传因素主要包括生活方式、过多摄入高热量食品和加工食品、缺乏适量体育锻炼、胃肠道生态菌群失调、生活压力及工作压力过大等。

• 遗传因素。单纯性肥胖具有一定的遗传倾向和家族聚集性。

• 不良饮食习惯。不良饮食习惯包括过多摄入糖分多、油质大、能量高的食物,如含糖饮料、加工肉类、油炸食品、煎蛋、黄油、甜食、动物脂肪等,而谷类、富含膳食纤维和微量营养素的新鲜果蔬摄入量不足,进食速度过快、暴饮暴食、夜间加餐、喜食零食等。

• 缺乏体育锻炼。职场上和家务中的体力劳动量逐渐减轻,静息和久坐不动时间延长,有规律的体育锻炼锐减,导致过剩的能量以脂肪的形式储存起来。

• 社会压力因素。随着经济发展和生活节奏加快、生活压力加大，机体长期处在疲惫不堪和过度紧张的状态，身体得不到有效的放松，均会导致肥胖的发生。

▮▶ 肥胖与癌症的关系

大量研究阐明，肥胖可以显著增加乳腺癌（尤其是绝经后）、结直肠癌、子宫内膜癌、食管癌、胆囊癌、肾癌、肝癌、胰腺癌、脑癌、卵巢癌、胃癌、甲状腺癌、前列腺癌、膀胱癌、口腔癌等多种癌症的发病风险。BMI每增加5个单位，肿瘤发病率增幅达5%~50%（表2-1）。

表2-1 BMI增加与13种癌症发病风险增长幅度间的关系

癌种	BMI 每增加 5 个单位 发病风险增加幅度	癌种	BMI 每增加 5 个单位 发病风险增加幅度
乳腺癌（绝经后）	12%	肝癌	30%
肠癌	5%~8%（直肠癌） 2%（结肠癌）	脑膜瘤*	20%~50%
子宫内膜癌	50%（全年龄组） 42%（18~25 岁）	多发性骨髓瘤	12%
食管癌	34%	卵巢癌	6%
胆囊癌	25%	胰腺癌	10%
肾癌	30%	胃贲门癌	23%
甲状腺癌	6%		

*，与正常 BMI 者相比，超重者的脑膜瘤发病风险增加 20%，肥胖者增加 50%。

在不同种族和地域之间，肥胖对癌症的影响程度不尽相同。比如，肥胖对亚洲女性乳腺癌发病风险的负面影响要远比西班牙裔、非洲裔或非西班牙裔白人血统的女性大。同时，肥胖和癌症风险之间的关联，在性别和年龄层上也存在些许差异。比如，肥胖对女性的影响要强于男性，对老年人的影响则强于年轻人（图2-2）。另外，吸烟和激素替代疗法的使用也被认为是影响肥胖和癌症之间关系的重要因素。

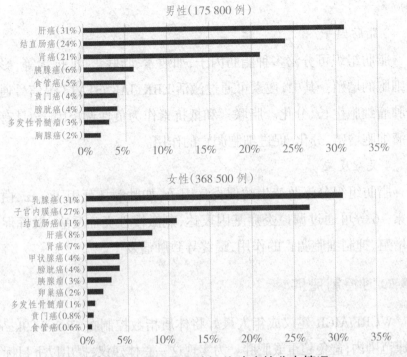

图 2-2 男性和女性肥胖相关肿瘤的分布情况。

肥胖不仅可以增加癌症的发病风险，而且对癌症患者的化疗效果和预后也存在一定的负面影响，这可能与肥胖患者体内代谢紊乱、皮下脂肪较厚、体表面积大、用药剂量高等因素有关。

▶▶ 肥胖增加癌症发病风险的原因

研究显示，肥胖增加癌症发病风险的生物学基础包括胰岛素和类胰岛素生长因子、内源性激素、脂肪因子、炎症反应等。

1.胰岛素抵抗

肥胖可以引起高胰岛素血症，并激活胰岛素样生长因子 –1 受体，促进肿瘤细胞的增殖和分化。

2.内源性激素

脂肪组织中表达的芳香化酶可促进雄激素向雌激素转化，致体内激素水平紊乱，从而介导与性激素相关的肿瘤发生，如乳腺癌和子宫内膜癌。

3.脂肪因子

脂肪组织可分泌多种脂肪因子,如瘦素、脂联素、抵抗素等,影响肿瘤细胞的增殖。其中,瘦素可通过激活 ERK、JAK/STAT3 等信号通路促进肿瘤细胞生长、分化。脂联素和抵抗素作为负性调控因子,具有抑制肿瘤细胞增殖、分化、促进细胞凋亡的作用。

4.炎症反应

脂肪组织分泌及产生的促炎症因子,如肿瘤坏死因子 –α、白细胞介素 –6 等可通过调控炎症基因表达,刺激慢性炎症反应,发挥促进细胞增殖、抑制细胞凋亡的作用,最终导致肿瘤发生。

▸ 如何控制肥胖

WCRF/AICR 建议成年人最好将体质指数控制在 $18.5\sim24.9kg/m^2$ 的健康范围内,避免超重或肥胖。为实现这一总体建议,提出以下目标。

(1)确保儿童和青少年时期的体重指标达到健康成人 BMI 范围的最低值。

(2)终身保持体重在健康范围内。

(3)定期对身体状况进行评估,避免体重增加,该过程应当贯穿整个成年期。

基于前文对肥胖发生原因的剖析,我们认为,控制肥胖的有效措施主要是改变饮食和生活方式、适量增加体育锻炼、缓解工作压力。改善生活质量,这不仅需要我们加强自身对肥胖危害和健康状态的认知,也需要政府乃至全社会予以支持。

(4)改善饮食环境。制定相关法规,禁止在食物链中使用工业反式脂肪;通过更新配方、标签、财政政策或农业政策,用不饱和脂肪取代反式脂肪和饱和脂肪;通过对含糖饮料征税来减少糖分的消耗;实施补贴,增加水果、蔬菜的消费;限制分量和包装大小,以减少能量摄入和超重风险;实施营养标签,以减少糖、钠、脂肪等总能量的摄入。

（5）加大全民运动力度。加强全社区体育锻炼的公共教育，提高全民运动意识。充分发挥大众传媒的优势，让更多百姓认识到肥胖的危害和体育锻炼的好处，或结合其他社区教育，鼓励人们定期运动。同时，加大社区、公园、广场等公共区域的建设，为全民运动提供保障。

（6）改善自身健康状态。改善不健康的饮食习惯，倡导体育锻炼，倡导绿色出行，建议步行或骑自行车。

▶ 高血糖与癌症

随着人们生活方式的改变，糖尿病和糖脂代谢异常导致的相关疾病发生率在世界范围内逐渐上升，已成为影响人类生命健康的主要问题之一。作为 MS 的另一个重要成员，伴有糖尿病的人群，乳腺癌、肝癌、胰腺癌、子宫内膜癌等的发病风险亦会增加。

1.乳腺癌与子宫内膜癌

乳腺癌与子宫内膜癌是最常见的雌激素相关的恶性肿瘤。糖尿病多伴有高胰岛素血症，会导致人体内雌激素水平升高，可提高乳腺癌与子宫内膜癌的发病率及死亡率。这种相关性在欧洲最为显著，其次是美洲。

2.肝癌

除病毒性肝炎、酗酒、黄曲霉等原因，糖尿病已被证实是肝癌发生的另一个独立危险因素。与非糖尿病患者相比，糖尿病患者发生肝癌的风险会增加 2 倍，并且这种关联性独立于酗酒、肝硬化、病毒性肝炎等个人史。高糖化血红蛋白（HbA1c）水平每增加 1.0%，癌症风险就会增加 26%~50%。

3.胰腺癌

胰腺是胰岛素和胰高血糖素的分泌器官，糖尿病与胰腺可能存在着双向关联，即胰腺癌可能导致糖代谢异常引起糖尿病，而糖代谢异常又可能导致胰腺癌的发生。血糖控制不佳的糖尿病患者罹患胰腺癌的风险显著增加。合并糖尿病的患者较正常人群胰腺癌的发病风险增加两倍多。有报道指出,血糖每增加 1mmol/L,胰腺癌发病率增加 15%。

4.其他癌种

研究显示,空腹血糖增加可增加结直肠癌的发病风险 20%~30%。合并糖尿病的结直肠癌患者总生存期缩短,死亡率明显高于非糖尿病患者。高糖状态会增加膀胱癌和肾癌的发病风险,但与前列腺癌、肺癌间的关系尚存在争议。

糖尿病增加癌症发生风险的原因

糖尿病与癌症共同存在潜在的不可控危险因素(年龄、性别、种族)和可控危险因素(BMI、运动、饮食、烟酒)。这些共同的危险因素可能是两者存在相关性的原因,可能涉及以下几个方面。

1.微环境的改变

在有氧条件下,体内正常细胞首选有氧氧化解途径为其提供能量,但肿瘤细胞则以无氧糖酵解途径为主,将葡萄糖转化成乳酸后为其供能,这就是有名的瓦尔堡效应。为弥补糖酵解生成的 ATP 不足,肿瘤细胞大量摄取葡萄糖而后转化为乳酸。大量乳酸释放入血,形成细胞外的酸性微环境,诱导基因突变,促进肿瘤局部侵袭和转移、抑制抗肿瘤免疫、增强对化疗药物的抵抗。

2.高血糖状态

长期的高血糖环境会诱发细胞呼吸功能性障碍,导致无氧呼吸增强。机体细胞长期处于低氧环境下,易诱发正常细胞突变,促使正常细胞转变为恶性肿瘤细胞。同时,高血糖可诱导体内生长因子和炎症细胞因子的产生,为肿瘤细胞的增殖、迁移、侵袭及凋亡抵抗提供良好的环境,直接或间接地促进肿瘤发生与转移。

3.高胰岛素血症

在 2 型糖尿病患者体内,普遍存在高胰岛素血症,可能由内源性胰岛素抵抗、外源性注射胰岛素或胰岛素分泌增多引起。胰岛素与胰岛素受体结合后,可激活磷酸肌醇 3- 激酶 /AkT 和转录激活因子途径等,促进细胞增殖,抑制细胞凋亡,促进癌症进展。

4.胰岛素抵抗

胰岛素抵抗和高胰岛素血症常同时存在, 两者可能存在协调促进作用,直接或间接地促进肿瘤的增殖、侵袭和迁移,提高癌症的发生率和死亡率。

5.胰岛素样生长因子(IGF)

糖尿病患者的高胰岛素血症可导致 IGF 结合蛋白(IGFBP)的水平降低,进而导致游离的 IGF-1 水平及生物活性增加,而 IGF-1 可通过与胰岛素相互作用,直接或间接地促进肿瘤的增殖和迁移。

6.全身组织炎症反应

长期高血糖状态下,体内代谢失调会引起一系列的炎症反应,如促进白介素 -6(IL-6)、肿瘤坏死因子 -α(TNF-α)、环氧合酶 -2(COX-2)等炎症因子的分泌,作用于肿瘤微环境,促进肿瘤的发生、发展。

7.氧化应激增强

糖尿病患者体内代谢紊乱会增强氧化应激, 诱导产生活性氧(ROS),损伤 DNA 导致基因突变,从而诱导癌症的发生。代谢紊乱还可以调节有丝分裂原活化蛋白激酶、蛋白酪氨酸磷酸酶、蛋白激酶 C 等,促进肿瘤的侵袭、转移。

8.体内糖脂代谢紊乱和激素水平失调

胰岛素抵抗可造成血清三酰甘油升高, 而三酰甘油的升高与癌症风险增加有关。高胰岛素血症和 IGF-1 可抑制性激素结合球蛋白的合成,增加性激素水平,促进性激素依赖性癌症(乳腺癌和子宫内膜癌)的进展。

▧▶ 治疗糖尿病的药物与癌症的关系

用于治疗糖尿病的药物种类很多,包括各种短效胰岛素、中长效胰岛素、传统口服药(磺酰脲类、双胍类、噻唑烷二酮类和 α - 葡萄糖苷酶抑制剂)、新型口服药物[钠 - 葡萄糖协同转运蛋白 2 抑制剂(SGLT-2)和二肽基肽酶 -4 抑制剂(DPP-4)]等。俗话说"是药三分毒",这些药物在治疗糖尿病的同时,对癌症的发生、发展有何影响呢?

1.胰岛素

有研究显示,体内胰岛素缺乏会减缓癌细胞增殖速度,减小肿瘤体积。长效胰岛素类似物甘精、地特胰岛素可能具有一定的促进肿瘤细胞(结直肠癌、乳腺癌和前列腺癌)增殖的作用。相对来说,短效胰岛素类似物赖脯胰岛素和门冬胰岛素的增殖促进作用较弱。

2.二甲双胍

二甲双胍能降低血清胰岛素水平,改善胰岛素抵抗;激活体内抗肿瘤免疫,抑制肿瘤细胞的增殖和迁移;甚至能选择性作用于肿瘤干细胞,发挥细胞毒性。

3.噻唑烷二酮类药物

理论上,噻唑烷二酮类药物能阻断 IGF-1,抑制肿瘤细胞的增殖,但是噻唑烷二酮类药物的抗癌作用在体内外研究的结果有差异。在某些动物实验中有较强的促肿瘤作用,例如吡格列酮能显著降低乳腺癌的发病率,但却促进膀胱癌的发生。因此,如需长期应用此类药物时应谨慎。

4.磺酰脲类药物

磺酰脲类药物对肿瘤的影响尚无明确定论。有研究报道,与使用二甲双胍相比,糖尿病合并乳腺癌的患者使用磺酰脲类降糖药有较高的复发率、转移率和病死率。

5.α-葡萄糖苷酶抑制剂

常用药物有阿卡波糖、伏格列波糖等,可抑制消化道肿瘤的生成。

6.SGLT-2 抑制剂类药物

SGLT-2 抑制剂类药物主要包括卡格列净、达格列净、依帕列净等,能特异性抑制 SGLT-2。而 SGLT-2 在很多肿瘤细胞中也有表达,抑制SGLT-2 后,在治疗糖尿病的同时也能抑制肿瘤的发展。

7.其他

主要包括 GLP-1 受体激动剂类药物和 DPP-4 抑制剂,目前尚无足够的证据说明这些药是否与肿瘤发病率升高相关。

▶ 血脂代谢

能为机体供能的三大营养物质为糖类、脂类和蛋白质。我们习惯上将血浆中的脂类总称为血脂,它是维持机体正常的生理功能所必需的物质,含量过低或过高对身体健康均有一定影响。血脂主要包含磷脂、三酰甘油、胆固醇、非酯化脂肪酸等,因其无法溶于水,需要与血液内载脂蛋白结合后,才被输送到组织细胞内,发挥其生物学功能。在体内,脂质不仅是细胞及内部多种细胞器膜的重要组成部分,还在能量转换、物质运输、信息识别与信号传递、细胞发育和分化及细胞凋亡等方面对细胞的稳态调节起重要作用。

▶ 血脂代谢异常的危害

相较于 2002 年,2012 年我国成人血脂异常总体患病率大幅上升,高达40.4%。在《中国成人血脂异常防治指南(2016 修订版)》中专家曾预测,血清胆固醇水平的升高将导致 2010—2030 年期间我国心血管疾病增加 920 万。根据《血脂异常基层诊疗指南(2019 年)》,40%以上的居民死于动脉粥样硬化性心脏病,而血脂代谢异常是动脉粥样硬化性心脏病最主要的致病因素之一。根据《中国成人血脂异常防治指南(2016 年修订版)》中对高危动脉粥样硬化性心血管疾病一级预防人群的血脂水平提出合理的指导意见,总胆固醇<5.2mmol/L、三酰甘油<1.7mmol/L、低密度脂蛋白胆固醇<3.4mmol/L、高密度脂蛋白胆固醇<1mmol/L 为血脂降低。随着人们生活水平的提高,脂代谢异常的发生率显著增高,通常表现为三酰甘油(TG)、总胆固醇(TC)和低密度脂蛋白胆固醇(LDL-C)升高和(或)高密度脂蛋白胆固醇(HDL-C)降低等。体内血脂代谢异常的主要危害是增加动脉粥样硬化性心血管疾病,甚至肿瘤等多种慢性疾病的发病风险。

▎▶脂代谢异常与癌症

一旦脂质代谢发生紊乱，人体将发生诸多器官、系统疾病。过去的相关研究已证实，血脂与非酒精性脂肪肝、动脉粥样硬化性心脑血管疾病、肥胖症、糖尿病、感染、创伤等具有相关性。1909 年，在首次报道血脂异常与癌症发生相关后，许多研究发现，血脂代谢异常参与促进乳腺癌、胃癌、结直肠癌、肝癌、肺癌、胰腺癌等多种肿瘤的发生和发展。两者相辅相成，一方面，在恶性肿瘤患者血清中血脂水平有不同程度的异常；另一方面，血脂异常作为 MS 的重要组成部分，也是恶性肿瘤发生、发展的危险因素之一。

1.乳腺癌

研究显示，血脂异常不仅可以增加乳腺癌的发病风险，还与乳腺癌患者的病理分期、腋窝淋巴结转移情况及术后复发、转移呈正相关。尽管具体相关机制尚不明确，但有学者认为这种促癌作用可能与胰岛素抵抗、雌激素、瘦素、炎性因子等肥胖相关因子有关。

2.胃癌

分析胃癌患者疾病进展程度与血脂水平变化情况后发现，胃癌患者存在不同程度的脂代谢紊乱，分化好的患者总胆固醇及高密度脂蛋白水平均高于分化不良的患者。随着患者疾病的进展，其血清总胆固醇及高密度脂蛋白水平均呈下降趋势。进展期血脂水平显著降低，主要可能由恶病质期间患者存在明显食欲缺乏、进食受限、消化不良等胃肠道反应，以及肿瘤的高消耗状态等原因引起。

3.结直肠癌

近年来，结直肠癌作为一种常见的恶性肿瘤，患病率逐渐上升，其发生、发展属于多基因、多阶段、多步骤参与的细胞遗传性疾病。尽管具体发病原因尚不明确，除癌基因激活、抑癌基因失活或遗传性家族性腺瘤病等常见原因，血脂代谢情况也一直备受关注。有研究显示，血脂水平不断升高是导致结直肠癌发生的高危风险因素。这可能与相关脂肪因子异常分泌（如瘦素分泌增加、脂联素分泌减少、炎性细胞因子激活），以及参与调节肿瘤细胞的增殖和凋亡等有关。

4.肝癌

肝脏作为体内代谢的重要器官,也参与调节脂质的吸收、消化、合成、分解、排泄、转化等过程。若肝细胞发生恶变,导致肝功能严重受损,血脂代谢水平也会发生明显变化。在肝炎性肝癌的相关性研究中发现,与其他良性肝病患者相比,肝癌组患者的总胆固醇、高密度脂蛋白、低密度脂蛋白及三酰甘油水平均较低。甚至有学者认为,高密度脂蛋白水平降低是肝癌发生的一个独立危险因素。

5.肺癌

研究显示,肺癌患者手术及化疗前后的体内血脂水平明显变化。在评估预后方面, 术前胆固醇水平是影响非小细胞肺癌患者预后的危险因素,术前血胆固醇水平低则提示预后不良。在分子机制方面,抑制肺癌细胞中的脂代谢关键酶——SCD1, 可以显著抑制癌细胞在体外的增殖、存活及侵袭能力, 以及体内的成瘤能力。该抑制能力可能是通过 MUFA 的减少而阻碍细胞通过 G1/S 期细胞周期,并诱发细胞程序性死亡,与癌症密切相关。

6.其他癌症

在前列腺癌及其他类型肿瘤中, 也证实 SCD1 表达或活性上调,激活 AKT 或抑制 AMPK 和 GSK3 信号通路, 促进肿瘤的进展。有报道指出,高脂血症是前列腺癌、胰腺癌的危险因素,但具体机制尚无明确定论。体内脂肪累积(主要是三酰甘油)与结肠癌、胰腺癌、肾癌、前列腺癌、乳腺癌等多种癌症的发生率与死亡率有关。

环境因素与癌症 ✎

空气污染

▮▶ 室外空气污染的主要来源

在我国,空气污染的来源复杂多样,主要包括燃煤、建筑粉尘、工业粉尘及汽车尾气。自2009年起我国成为世界上最大的能源消费国。我国的煤炭消耗量从1980年的6.1亿吨上升到2011年的36.1亿吨,钢铁和水泥的生产量也分别在2012年达到9.6亿吨和22.1亿吨。而民用车的拥有量更是从1978年的135.8万辆急剧上升到至2012年的1.1亿辆。这种史无前例的工业化发展、过度依赖煤炭的能量消耗方式和急剧增加的汽车数量,均不可避免地导致了空气污染物的大幅增加。1997年中国发布了首个空气污染物排放标准,此后粉尘排放量有所下降。2006年国家开始试点工业脱硫管理,此后二氧化硫排放量减少。然而大气中粉尘及二氧化硫(SO_2)排放量依旧处于高位。2012年监测结果显示,粉尘排放量达1234万吨,SO_2排放量达2118万吨。自从2006年启动氮氧化物(NO_x)监测以来,其排放量逐年增加,2012年更是达到2338万吨。

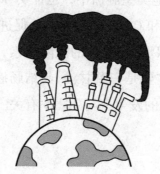

▮▶ 室外空气污染是否致癌

世界卫生组织下属的国际癌症研究机构于2013年明确指出,大气污染来源的 PM 2.5 为人类一类致癌物，即为对人类致癌性证据充分的致癌物。目前已有非常有力的证据证实，PM 2.5 与肺癌发病之间存在一定关系。同时也有证据表明，空气污染与鼻咽癌、乳腺癌、淋巴造血系统肿瘤、膀胱癌及子宫肌瘤之间存在一定的相关性，目前这些证据正在不断的积累中。同时，与吸烟类似，PM 2.5 的危害同样具有长期性、滞后性、累积性等特征。

▶▶ 致癌的室内空气污染物

室内空气污染是指由于各种原因导致的室内空气有害物质超标，进而影响人体健康。其来源主要包括以下 3 种。

1.建筑材料

某些水泥、砖、石灰等建筑材料中，本身含有放射性镭。待建筑物落成后，镭的衰变物氡及其子体就会释放到室内空气中，进入人体呼吸道，是诱发肺癌的病因之一。

2.装修材料

使用脲 - 甲醛泡沫绝热材料的房屋，可释放出大量甲醛。使用脲 - 甲醛树脂黏合剂、用该黏合剂制成的家具等都能释放多种挥发性有机化合物，主要是甲醛。有些产品还能释放苯、甲苯、二甲苯。

3.燃料燃烧

煤的燃烧产物以颗粒物、SO_2、NO_2、CO、多环芳烃为主，液化石油气的燃烧产物以 NO_2、CO、多环芳烃、甲醛为主。

▶▶ 空气质量指数

我们要养成查询空气质量的好习惯，根据质量报告调整户外锻炼或散步的时机。我国目前的空气质量指数（AQI）是按照世界卫生组织的标准来确定的，具体的计算方法如下。

第一步，按照各项污染物，即 PM 2.5、PM 10、SO_2、NO_2、O_3、CO 的实测浓度值（其中 PM 2.5、PM 10 为 24 小时平均浓度），依照环保部制定的《环境空气质量指数（AQI）技术规定（试行）》中给出的公式，分别计算后得出空气质量分指数(IAQI)。

第二步,从各项污染物的 IAQI 中选择最大值确定为 AQI。当 AQI 大于 50 时,将 IAQI 最大的污染物确定为首要污染物。

AQI 指数在 50 以下时,对应的空气质量就是优,51~100 为良,101~300 是有污染,300 以上属于严重污染。对于老百姓来说,可以参考离自己最近一个监测点的 AQI(表 2-2)。而当污染物浓度突然明显下降或上升时,建议大家更多关注污染物的实时浓度数据。

表 2-2　空气质量指数的分级(AQI)

空气质量指数	空气质量指数级别	空气质量及表示颜色	指数类别	对健康影响情况	建议采取的措施
0~50	一级	优	绿色	空气质量令人满意,基本无空气污染	各类人群可正常活动
51~100	二级	良	黄色	空气质量可以接受,但某些污染物可能对极少数异常敏感人群有较弱影响	极少数异常敏感人群应减少户外活动
101~150	三级	轻度污染	橙色	易感人群症状有轻度加剧,健康人群出现刺激症状	儿童、老年人及心脏病、呼吸系统疾病患者应减少长时间、高强度的户外锻炼
151~200	四级	中度污染	红色	进一步加剧易感人群症状,可能对健康人群的心脏、呼吸系统有影响	儿童、老年人及心脏病、呼吸系统疾病患者应避免长时间、高强度的户外锻炼,一般人群适量减少户外运动
201~300	五级	重度污染	紫色	心脏病和肺病患者症状显著加剧,运动耐受力降低,健康人群普遍出现症状	儿童、老年人及心脏病、呼吸系统疾病患者应停留在室内,停止户外运动,一般人群减少户外运动
>300	六级	严重污染	褐红色	健康人群运动耐受力降低,有明显强烈症状,提前出现某些疾病	儿童、老年人及心脏病、呼吸系统疾病患者应留在室内,避免体力消耗,一般人群应避免户外活动

▶ 空气污染严重时的个人防护

(1)佩戴防护口罩。挡住空气颗粒物,使用防护口罩依然是最有效的方法。特殊情况人群(如哮喘、肺气肿患者)在戴防护口罩前应咨询医生。

(2)关闭门窗。正常情况下,开窗通风是改善室内空气质量的最佳方法。但在室外空气质量较差时,应关闭门窗。

(3)安装空气净化器。值得注意的是,应选择使用过程中不产生臭氧及其他副产物的净化器。使用过程中应按说明定期更换过滤及吸附材料,防止二次污染。

(4)减少外出。患有慢性呼吸道疾病(如哮喘、慢性咽喉炎、过敏性鼻炎,心血管疾病)的患者,以及老年人、小孩、孕妇等,要尽量减少外出。

(5)减少户外锻炼。雾霾一般在早上比较严重,到了下午和傍晚会逐渐减轻。因此,遇上雾霾天气最好暂停晨练,尽量把户外锻炼改在室内进行。

(6)注意个人卫生。雾霾天出门后进入室内时要及时洗脸、洗手、漱口、清理鼻腔,以防止 PM 2.5 对人体的危害。洗脸时最好用温水,利于洗掉脸上的颗粒;清理鼻腔时可以用干净棉签蘸水反复清洗,或者用鼻子反复轻轻吸水并迅速擤鼻涕,同时要避免呛咳。

(7)宜清淡饮食。多吃维生素及抗氧化食品,可帮助清除 PM2.5 携带的致癌物在体内形成的自由基;少吃刺激性食物,多吃新鲜蔬菜、水果,以补充各种维生素和无机盐,润肺除燥、祛痰止咳、健脾补肾;还要多吃豆腐、多饮牛奶等;除此之外,自制润喉茶也是不错的选择,可以解决喉咙干燥及咳嗽的问题,同时减少空气污染对肺部的危害。

(8)减少吸烟甚至不吸烟。吸烟可导致 PM2.5 浓度瞬间升高,并对周围人群有直接或间接的健康危害。如果你无法制止周围的人吸烟,可尽量远离烟雾。

▶▶ 选择并正确佩戴口罩

目前认为，大气中对人体健康威胁最大的颗粒物是直径在 $10\mu m$ 以下的可吸入颗粒物（PM10），尤其是直径在 $2.5\mu m$ 以下的可入肺颗粒物（PM2.5）。针对这些身形微小的颗粒，N95 口罩的过滤效果是值得肯定的。在 N95 口罩的生产标准中，作为颗粒物的检测样本是直径为 $0.1\sim0.5\mu m$ 的氯化钠气溶胶，合格的 N95 口罩对于这种气溶胶的过滤率应该在95%以上。所以，如果正确佩戴 N95 或更高级别的防尘口罩，即便 AQI 报告重度污染，我们在外出时也能稍稍安心。尽量不要选择一次性的外科口罩，因为这类口罩对防尘无用，只能抵挡唾液飞沫。为了保证佩戴方式正确，N95 口罩应当保证贴合脸部，完全遮掩口鼻部，保持口鼻内密封，佩戴后需进行呼气和吸气测试，确认没有漏气。挑选医用口罩可通过判断其是否标有生产许可证号（药监械生产许某某号）及注册证（药监械准字某某年某某号）。最好去正规药房购买。除了产品名称、规格型号、生产厂家、执行的标准编号、产品的批准文号外，还要注意生产日期和有效期，一般口罩的有效期为 2 年。

水污染

▶▶ 水污染与癌症

水污染大致可分为自然污染和人为污染两类。自然污染一般是指由于水资源分布环境中某些物质的含量较高并进入水体，造成水体无法满足人类的某种需要。通常情况下，这种污染与人类活动的影响没有关系或者关系较小。而人为污染是指由于人类在生产、生活过程中产生的大量污染物进入水体后造成水质状况恶化，水体的使用功能下降或失去使用功能，这种污染比较普遍。水污染对人体健康会造成一定的影响，包括引起急慢性中毒、以水为媒介的传染病发生、致癌作用等。因此，可以认为水污染会导致癌症的发生。

▮▶ 水污染中的常见致癌物

日常用水可被多种物质污染,主要是一些化学性物质和致病生物。化学性物质包括铅、铬、镉等重金属、多氯联苯、邻苯二甲酸酯类、多环芳烃类、杂环类化合物等有机污染物。某些有致癌作用的化学物质,如砷、铬、铍、苯、胺、苯并芘和其他多环芳烃、卤代烃污染水体后,可以在悬浮物、底泥和水生生物体内蓄积,长期饮用含有这类物质的水或食用体内蓄积有这类物质的生物就可能诱发癌症。此外,一些致病生物,如肝吸虫污染水源后,人们误食了其污染的淡水鱼虾会引起肝脏或胆道系统疾患,进而有并发胆管癌的危险。因此,这种间接的致癌作用也不可忽视。

1.重金属铬

铬在水中以六价铬和三价铬的形态存在。在酸性条件下,六价铬容易还原为三价铬;在碱性条件下,可氧化为重铬酸盐。有毒的主要是六价铬,它是蛋白质和核酸的沉淀剂。在其还原为三价铬的过程中,可造成细胞损害。六价铬在红细胞内,能抑制谷胱甘肽还原酶,使人体内出现高铁血红蛋白,而高铁血红蛋白可能有致癌作用。目前的研究结果显示,铬的致癌作用机制包括引起癌基因的激活和抑癌基因的失活,影响细胞周期调控,造成染色体异常及 DNA 损伤,影响 DNA 的修复等。

2.重金属砷

国际癌症研究机构于 1980 年已确认无机砷化物能引起人类皮肤癌和肺癌。有研究显示,长期饮用含砷量过高的井水导致的皮肤癌主要包括鲍恩病、基底细胞癌和鳞状细胞癌。关于水砷含量与砷中毒患病率关系的调查显示,水砷含量在 0.13~0.20mg/L 之间,发病基本为散发,且病情较轻。水砷含量在 0.21~0.49mg/L 之间时,患病率随水砷浓度的增加而呈上升趋势,一般经过 10 年以上的积累出现皮肤症状。但水砷含量高于 0.50mg/L 时,其患病率会明显上升,呈现量变与质变的关系。此外,砷还可以引起肺、肝、肾、膀胱等部位的癌症。目前关于砷的致癌机制主要包括遗传毒性假说和非遗传毒性假说。遗传毒性假说主要是指染色体畸变、氧化应激、基因扩增等;非遗传毒性假说主要是指改变生长因子、促进细胞增殖、致癌促进作用、改变 DNA 修复等。

3.重金属铅

在动物实验中,铅有明确的致癌性。铅能引起大鼠及小鼠的肾脏肿瘤,尤其以肾皮质小管上皮癌为常见。铅和脑部肿瘤也存在密切关系。世界卫生组织国际癌症研究机构于 1987 年将铅定为ⅡB(对人可能致癌)类致癌物。近些年关于铅诱导肿瘤发生的机制研究,主要包括抑制 DNA 合成与修复、干扰细胞间的间隙连接通讯、对DNA 造成氧化损伤、改变基因表达、导致抑癌基因 p53 转录后改变等。

4.重金属镉

1993 年,国际癌症研究机构以大量流行病学研究为基础,将镉及其化合物列为Ⅰ类(对人致癌)致癌物。目前已经可以肯定的是镉与肺癌、前列腺癌、肾癌、肝癌的发病有关。少量研究显示,镉与造血系统、胃、膀胱、胰腺的癌症发生有关。目前认为,镉的致癌机制主要包括导致 DNA 的损伤和修复障碍、导致基因表达的改变、影响细胞周期的调控和细胞凋亡、引起 DNA 异常甲基化等。

5.多环芳烃

多环芳烃主要来源于有机物的不完全燃烧,很多流行病学调查和动物实验表明,其对多种靶器官有致癌作用,如肝、肺、胃等。进入人体后,大部分经混合功能氧化酶代谢生成各种中间产物和终产物,其中一些代谢产物可与 DNA 共价结合形成加合物,引起 DNA 损伤,诱导基因突变,甚至诱发肿瘤形成。多环芳烃进入人体后,主要经过细胞色素 P450 混合功能氧化酶系代谢活化,生成具有强致癌活性的亲电子环氧化物,后者可与靶细胞 DNA 形成 PAH-DNA 加合物,造成 DNA 损伤和染色体畸变,引起原癌基因 ras 和抑癌基因 p53 的改变。

6.多氯联苯

多氯联苯产生于多种制造过程,包括刹车材料、玻璃、陶瓷、釉、封闭剂、轮胎塑料制品等。这种物质曾被广泛应用于阻燃剂、增塑剂、润滑剂及电容器和变压器中的热交换剂和绝缘油。许多氯化程度高(>50%)的多氯联苯混合物是啮齿类动物肝癌的致癌物。一些对电厂工人和其他职业接触这类物质的研究显示，多氯联苯与人类癌变有关，是潜在致癌物质，但也有一些研究证明其与人类癌症的发生无关。因此，多氯联苯是否是明确的致癌物目前尚无定论。

▶ 饮用水水质好坏的辨别

对于大众来讲，判断水质好坏最简单的方法就是以对水质的直观感觉为依据。例如，观察水是否混浊、是否有异常颜色，观察水中是否含有漂浮物、悬浮物或沉淀物，用鼻子闻一下水是否有特殊的气味，喝起来口感是否正常等。但是仅凭直观的感觉来判断水质好坏并不是完全科学的，有时感觉的好坏与水是否安全并不相关，准确结论还需要依据专业机构的水质监测结果。但是当饮用水的感官性状突然发生明显改变时，如出现强烈的刺激性气味等，则往往预示着水质受到了污染，应立即提高警惕。

▶ 发现水质异常的处理方式

一旦发现水质异常应立即停止饮用，如已不慎饮用，应密切关注身体有无不适，出现异常时应立即到医院就诊。此外，还应及时向当地供水行政主管部门和卫生行政部门报告，条件允许时可用干净容器留取3~5L 水作为样本，提供给相关部门。在接到有关部门关于水污染问题已解决的通知后方能恢复用水。

▶ 我国饮用水的标准

我国饮用水的水质标准是指《生活饮用水卫生标准(GB5749—2006)》。我国在 1985 年就曾发布过《生活饮用水卫生标准(GB5749—1985)》，但是随着经济的发展，饮用水源污染的逐渐加重，原先的标准已不能适应当今时代的需要。为此,2007年国家标准化管理委员会和卫生部(现中华人民共和国国家卫生健康委员会)联合发布了《生活饮用水卫生标准(GB5749—2006)》,以代替原先的标准。

与《生活饮用水卫生标准(GB5749—1985)》相比,《生活饮用水卫生标准(GB5749—2006)》的水质指标由35项增加至106项,增加了71项,修订了8项。删除了水源选择和水源卫生防护两部分内容,简化了供水部门的水质检测规定。

《生活饮用水卫生标准(GB5749—2006)》规定了生活饮用水水质卫生要求、生活饮用水水源水质卫生要求、集中式供水单位卫生要求、二次供水卫生要求、涉及生活饮用水卫生安全产品的卫生要求、水质监测和水质检验方法。该标准适用于城乡各类集中式供水的生活饮用水,也适用于分散式供水的生活饮用水。

▐▶ 科学烧水

煮沸了很长时间或反复煮沸的水就是我们通常所说的"千滚水"。有传言说"千滚水"中不挥发物质的含量会升高,亚硝酸盐水平会提高等,长期饮用会有致癌的风险。同时,也有相关的实验结果反驳了这一观点。但目前对于这种传言,尚无肯定结论。

尽管对"千滚水"会导致癌症的说法,目前尚无可靠证据验明真伪,但在日常生活中,大部分人依然不了解水烧开到什么程度是最佳状态。有建议称,水烧开时间不宜过长或过短,烧开5分钟左右是比较适宜的。因为这样既可以去除掉水中大多数的病原体,又可以使一些消毒用的氯化物挥发,这样烧水是比较科学的。

电离辐射

▐▶ 辐射

简单来说,辐射是能量以粒子或电磁波的形式在空间传播的过程。

长期以来,人们对辐射的了解大多来源于新闻中的核事故,但人类并不是从发现放射线之后才受到辐射的,而是一直生活在天然电离辐射的环境中。在实际生活中,水、土壤、农作物、空气中都含有放射性物质,就连我们平常吃的香蕉也会有一定的内照射。这是因为香蕉中含有钾同位素,但由于照射剂量小,人体并不会受到任何影响。其实,我们平时接触到的天然电离辐射基本都维持在正常范围内,不会对身体造成危害(图2-3)。

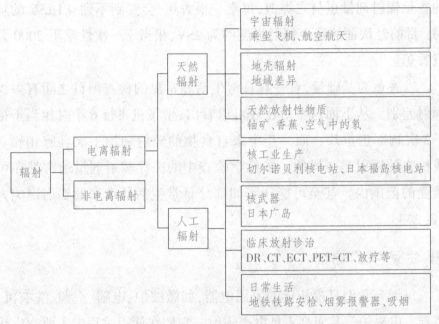

图2-3　辐射的分类。

▶▶ 辐射的危害

辐射分为非电离辐射和电离辐射。前者的能量较低,不足以直接引起基因突变,因此普遍认为不会致癌。后者的能量较高,可以直接造成基因突变等辐射损伤。我们常说的辐射危害,通常指电离辐射危害,可以分为随机化效应和确定性效应。

随机化效应是指,只要接触了辐射(不管量大、量小),就可能会发生的危害,主要包括辐射致癌和辐射致基因突变。确定性效应是指,接触了辐射,但辐射量必须高到一个数值(也就是阈值)才会出现危害,包括急性放射病、放射性白内障、皮肤放射性损伤等。

▶ 辐射剂量的大小

电离辐射是自然存在且不可避免的一部分,日常生活中,这种无法避免的天然本底辐射水平为 0.1~0.2 微西弗(μSV)/ 小时(h)。所谓的香蕉辐射剂量也与之类似,每吃一根香蕉,会受到不到 0.1μSV 的辐射。目前经认证的致命辐射强度约为 2SV,相当于一次性吃下 2000 万只香蕉。

以香蕉为基础量,看一看日常生活和常见的检查项目之间有多少辐射差别。从下面这个对比表可以看出,坐飞机飞行 6 小时相当于拍了 2 次胸部正位片,而一年中来自食物的辐射和拍 1 次乳腺钼靶 X 线检查的辐射是一样的。影像学检查中的医疗辐射剂量通常都在可接受的范围内,甚至可能还不如部分日常生活所带来的辐射影响大(表 2-3)。

▶ 生活中的辐射

每天与我们日夜相伴的家用电器,如微波炉、电脑、空调、洗衣机、浴霸、电磁炉等其实都不是电离辐射。它们在使用过程中主要产生热能,比如浴霸、红外暖风机就是利用红外线的热辐射现象取暖。

通信基站所发出的无线电波也属于非电离辐射,只产生热效应,不会对人体造成危害。关于手机辐射与脑瘤的关系一直存在争议。2011 年世界卫生组织下属的国际癌症研究机构把电磁辐射(手机信号)归结到"可能致癌"一类,引起了大家的恐慌,但是目前尚没有明确的证据发现使用手机和癌症的直接关系。

表 2-3　各种活动的辐射量与香蕉数量的对照表

日常生活/检查项目	平均剂量（mSV）	等于吃几根香蕉
吃 1 根香蕉	0.0001	1
过 1 次地铁铁路安检	0.0001	1
骨质密度测试	0.001	10
1 天普通日常生活	0.01	100
胸部正位 X 线片	0.02	200
飞行 6 小时	0.04	400
乳腺钼靶 X 线摄影	0.4	4000
1 年中来自食物的辐射	0.4	4000
头部 CT 平扫	2	20 000
胸部低剂量 CT	2	20 000
自然环境 1 年辐射量（本底）	2.4	24 000
上消化道造影	6	60 000
胸部 CT 平扫	7	70 000
上腹部 CT 平扫	8	80 000
胸部 CT 强化	14	140 000
上腹部 CT 强化	15	150 000
冠脉 CT 造影	16	160 000
每天吸 1 包烟 1 年所受的剂量	160	1 600 000
福岛核事故每小时的最大剂量	400	4 000 000

▶ 医疗检查中的辐射

目前常用的医疗检查包括超声、X 线、CT、MRI 和 PET-CT。其中超声和 MRI 没有电离辐射，另外 3 种均有不同程度的辐射，按照辐射剂量由低到高分别为 X 线、CT 和 PET-CT。

尽管多数医疗检查的辐射剂量远低于引起确定性效应的阈值，但辐射带来的随机化效应是无法预测和预防的。因此，对于患者而言，因病情需要进行必要的医疗检查时不应过分担心辐射的危害。除了医学检查之外，有些癌症患者还需要接受放疗，也就是通过对癌变部位进行高强度的辐射处理，使得癌细胞死亡，达到治疗癌症的目的。

111

在健康人的防癌体检中，应充分考虑X线检查的必要性和临床价值。中华医学会放射医学与防护学会曾公布过一组数据，我国每年约有2.5亿人次接受X线检查，其中20%的检查是无临床意义的。当然，对于肺癌高危人群推荐低剂量螺旋CT检查还是必要的。

▌▶ 吸烟的辐射

由于烟草中含有放射性钋与放射性铅，吸烟者每年都会受到160mSV的辐射剂量，相当于拍了20多次胸部CT或者8000张胸部X片（图2-4）。正因如此，烟民已超越放射工作者和宇航员，成为接受辐射最多的群体。所以，与其担心检查所带来的辐射，不如先考虑适时戒烟或者拒绝二手烟。

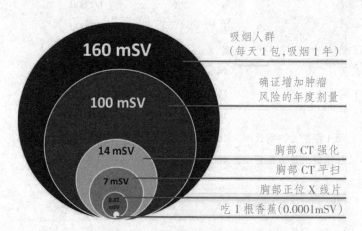

图2-4 吸烟与其他活动辐射剂量的对比图。

第三章

常见癌症的
预防与筛查

肺癌 ✎

▶ 简介

肺癌是严重危害人类健康的恶性肿瘤，其发病率和死亡率居恶性肿瘤的首位，且发病率呈逐年上升趋势。肺癌在各个年龄均可发病，多见于 40 岁以上的男性，但随着烟民的低龄化，肺癌发病更趋于年轻化。

▶ 危险因素

（1）吸烟。吸烟或被动吸烟是造成肺癌的最重要原因。长期吸烟者比不吸烟者的肺癌发病率增加 10~20 倍。与吸烟者长期共同生活的人（即遭受"二手烟"侵害者），因被动吸烟，患肺癌的概率会提高 25%。开始吸烟的年龄越小，患肺癌的概率越高。另外，电子烟、水烟亦会极大地损害身体健康。

（2）环境及空气污染。在工业和交通发达地区，长期接触大气中颗粒物（以 PM2.5 为主）、硫氧化物、氮氧化物、多环芳烃等污染空气，可诱发肺癌。另外，家庭烹调所致油烟，家庭装修材料所致甲醛、氨、苯、氡等亦是导致肺癌的重要原因。有研究成果表明，室内氡已成为仅次于吸烟的肺癌的第二大诱因。

（3）职业因素。长期接触电离辐射、放射性物质及化学工业制品，如铬化合物、砷、石棉、含镍的杂质、氯乙烯、银、甲醛等，也会增加肺癌的发病率。

（4）肺部的陈旧性病变。如结核灶、慢性阻塞性肺疾病、肺纤维化等，可能导致支气管上皮化生为鳞状上皮而癌变。

（5）家族遗传也在肺癌的发生中起重要作用。

▶▶ **高危人群**

（1）长期吸烟者。正在或曾经吸烟每年大于等于 20 包，烟龄超过 20 年，或戒烟小于 15 年。

（2）长期接触恶劣环境者及长期暴露于职业致癌物者。

（3）合并慢性阻塞性肺疾病、弥漫性肺纤维化、既往肺结核等具有肺部疾病的患者。

（4）年龄大于等于 50 岁的中老年人。

（5）具有肿瘤家族史，尤其直系亲属罹患恶性肿瘤的人群。

▶▶ **常见临床表现**

肺癌症状的有无、轻重及出现的早晚，取决于肿瘤发生的部位、病理类型、有无转移和有无并发症，常分为直接症状及间接症状。肺癌早期症状通常较轻微，甚至没有任何不适感。

▶▶ **直接症状**

（1）咳嗽。咳嗽是最常见的症状，以刺激性咳嗽为首发症状者占35%~75%。对于吸烟或患有慢性支气管炎的人群，出现咳嗽程度加重、次数变多的情况时，要高度警惕肺癌的可能性。

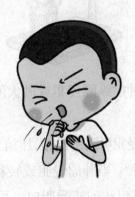

咳嗽

（2）痰中带血。痰中带血亦是肺癌的常见症状。肺癌咯血的特征为反复的痰中带血丝或少量咯血。痰中带血或咯血为首发症状者约占20%。

（3）胸痛。常表现为胸部的局部隐痛或钝痛,若出现持续尖锐、剧烈的胸痛,则可能是胸膜或胸壁侵犯。

（4）胸闷气短。约有10%的患者以此为首发症状,多见于中央型肺癌,特别是肺功能较差的患者。

▐▶ 间接症状

（1）发热。肺癌所致的发热有两种。一为炎性发热,中央型肺癌的生长引起肺叶、肺段阻塞性肺炎或不张而出现发热;周围型肺癌晚期时肿瘤压迫邻近肺组织,引起炎症,导致发热。二为癌性发热,多由肿瘤坏死组织被机体吸收所致。

（2）消瘦及恶病质。肺癌晚期由于感染、疼痛导致食欲减退,肿瘤生长和毒素引起消耗增加,可引起严重的消瘦、贫血及恶病质。

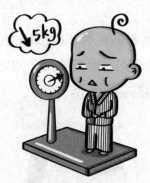

（3）声音嘶哑。多由肿瘤纵隔侵犯或肿大淋巴结压迫同侧喉返神经所致。

（4）吞咽困难。肿瘤侵犯纵隔淋巴结,压迫食管引起吞咽、进食困难。

（5）上肢及颈面部水肿。当肿瘤侵犯或转移病灶压迫上腔静脉而引起上腔静脉综合征或使淋巴液回流受阻时, 可引起颈面部及上肢等部位水肿,甚至呼吸困难、神志不清等。

（6）胸腔积液。多数胸腔积液由肺癌胸膜转移引起。大量胸腔积液可导致呼吸、循环衰竭，严重者可危及生命。

（7）转移性病灶。若肺癌转移至颅脑，可引起颅内高压综合征或脑疝等；转移至心包，导致大量心包积液，可引起心悸、血压降低，甚至休克；转移至脊椎，可引起脊髓受压，导致肢体感觉运动障碍，甚至截瘫、大小便失禁等。

▶▶ 常用检查方法

肺癌的早期诊断至关重要，定期体检是肺癌早期诊断的重要措施。肺癌的诊断方法主要包括以下 7 种。

（1）普通 X 线检查。通过 X 线检查可以了解肺癌的部位和大小，并可以看到由肿瘤所导致的局部肺气肿、肺不张或邻近部位的浸润性病变，但很难发现较小、较早的病灶。

（2）CT 检查。CT 检查可以清楚地显示直径 5mm 以下的微小病灶，影像重叠少，密度分辨率高，具有高敏感性及准确性。CT 检查也可以确定肿瘤的部位、大小、是否转移，是肺癌诊断与分期的重要依据。低剂量CT 在高危人群中的定期体检对早期发现肺癌具有极其重要的意义。

（3）纤维支气管镜。通过纤维支气管镜可直接检查支气管内膜及管腔的病变情况，并可取得肿瘤组织进行病理学检查，以明确诊断和判定组织学类型。

（4）痰液细胞学检查。痰液细胞学检查是肺癌普查和诊断的一种简便有效的方法，原发性肺癌患者多数在痰液中可找到脱落的癌细胞。中央型肺癌痰液细胞学检查的阳性率可达 70%。近年发展起来的液基薄层细胞学技术使痰液细胞学检查的阳性率大大提高。

（5）PET-CT。PET-CT 是肺癌诊断、临床分期及有无转移的重要手段。

（6）肿瘤标志物。目前尚无特异性肺癌标志物，但以下 5 种对肺癌的诊断、疗效监测及预后有一定价值，主要为胃泌素释放肽前体（Pro-GRP）、神经元特异性烯醇化酶(NSE)、癌胚抗原(CEA)、细胞角质蛋白19片段抗原21-1(CYFRA21-1)及鳞状细胞癌抗原(SCCA)。

(7)肿瘤相关抗原自身抗体。MAGEA1、SOX2、P53、GAGE7、PGP9.5、CAGE、GBU4-5对肺小结节及早期肺癌筛查有提示价值,但需对中国人群进一步验证,可能在今后的精准筛查中发挥重要作用。

▶ 筛查策略

影像学检查在肺癌筛查中发挥着最重要的作用,低剂量CT筛查具有巨大优势,但并不适用于所有人。CT筛查出的肺部小结节很多无法区分良恶性,这不仅是一种过度诊断,还会造成患者和家庭的困扰、焦虑情绪。因此,仅推荐高危人群进行年度的低剂量CT筛查。运用低剂量CT筛查出来的未定性结节,需要定期随访观察结节有无变化,可参考2019版《肺癌筛查与管理中国专家共识》,以下为推荐的非实性及实性肺内结节CT随访处理策略(图3-1)。

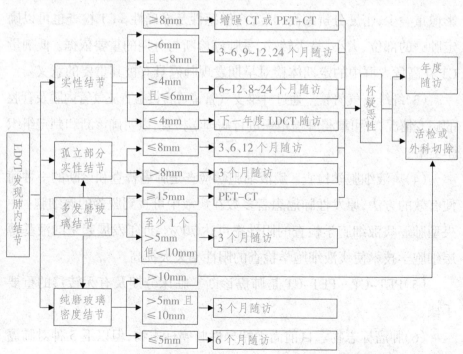

图3-1　非实性及实性肺内结节CT随访处理策略。

Ⅲ▶ 肺癌的治疗与预后

肺癌的治疗主要与肺癌的病理分型和临床分期相关。按细胞形态特征和生物学行为分为小细胞未分化癌和非小细胞癌两类,其中非小细胞癌主要包括鳞状上皮细胞癌、腺癌、细支气管肺泡癌、未分化大细胞癌、黏液表皮样癌等,不同病理分型的肺癌治疗方法不同。肺癌的分期方法有很多种,科学正确的临床分期是规范化治疗的前提。除外科手术外,还有放疗、化疗、靶向治疗、免疫治疗等治疗方法,分别有着不同的适应证。适形调强放疗、射波刀等局部物理治疗手段,使许多不耐受手术的早期患者和晚期患者的治疗效果大幅提升。靶向治疗药物为不适宜采用化疗的肺癌患者带来了更好的治疗方法。一般认为,以外科手术为主的多学科综合治疗是肺癌的最佳治疗方法。小细胞肺癌采用以化疗为主的多学科综合治疗,而局部或早中期非小细胞肺癌采用以外科手术为主的多学科综合治疗。多学科综合治疗的发展让肺癌的预后有了明显提高。

Ⅲ▶ 预防措施

肺癌的预防分为三级。一级预防是病因干预,戒烟和控制空气污染是我国肺癌一级预防中最重要的两个措施;二级预防是肺癌的早诊断、早治疗;三级预防为康复预防。

(1)戒烟。拒绝吸烟、拒绝二手烟是预防肺癌最有效的途径。与一般吸烟者(每天一包)相比,戒烟 5 年内吸烟者的肺癌死亡率会下降甚至接近于不吸烟者。戒烟 10~15 年肺癌发生率大致降至和不吸烟者相同。

(2)注意环境卫生,远离有害物质。改善环境卫生,提高保护环境意识;远离工业废气、汽车尾气;减少厨房烹调和室内生火;减少空气污染。

(3)减少职业接触。减少职业致癌物的暴露,尽量避免与其接触,降低职业病的发病率。

(4)及早治疗。控制慢性阻塞性肺疾病及肺纤维化等肺部慢性疾病。

(5)合理饮食。要增加新鲜蔬菜、水果的摄入,少食油炸、烟熏食品。

食管癌 ✎

▶▶ 简介

2018 年全球数据显示,食管癌的发病率在恶性肿瘤中位居第八,死亡率位居第六。我国是食管癌最高发的国家之一,每年食管癌新发病例超过 22 万例,死亡约 20 万例,提高我国食管癌诊疗水平是艰巨而紧迫的医学研究难题。

我国食管癌发病最密集区域位于河北、河南、山西三省交界的太行山南侧,尤以磁县发病率最高。在秦岭、大别山、川北、闽粤、苏北、新疆等地也有相对集中的高发区。在食管癌高发区,患者的发病年龄和死亡年龄可比非高发区提前 10 年左右。男性的食管癌发病率与死亡率均高于女性,男女比例接近 2∶1。农村的发病率与死亡率要高于城市,约为 1.7 倍,年龄标化后两者的差距超过 2 倍。

90% 以上的食管癌患者在确诊时已进展至中晚期,生活质量低,总体 5 年生存率不足 20%。而仅累及黏膜层和黏膜下浅层的早期食管癌通常经内镜下微创治疗即可根治,获得与外科手术相同的疗效,且具有创伤小、痛苦少、恢复快的优势,患者 5 年生存率可超过 95%。

▶▶ 危险因素

目前认为,食管癌的发生、发展是饮食和生活方式、人口学、环境与遗传、感染等若干因素协同作用的结果。

1.饮食和生活方式

一般认为,食管癌与饮食不当关系密切,主要与食品中的真菌毒素、饮食过烫、过于粗糙有关。吸烟、饮酒、口腔卫生差等不良生活方式也被认为与食管癌发病有潜在关系。

（1）饮食因素。在我国的食管癌高发区,食物中存在严重的真菌污染,且多为不同菌株的混合污染。其作用机制包括产生促癌毒素或促进食物中亚硝胺合成并与其协同致癌。腌制食品和红肉类食物与食管癌发生风险升高相关,高温食物、辛辣食品和油炸食品亦可增加食管癌的发生风险。

（2）吸烟和饮酒因素。吸烟和饮酒是食管鳞癌明确的危险因素。吸烟是导致食管鳞癌的可能机制,包括对食管细胞的基因毒性作用和长期吸烟所致的亚硝胺累积效应。吸烟与饮酒可协同作用,进一步提高食管鳞癌的发生率。

（3）口腔卫生因素。对我国食管癌高发区人群的调查发现,多数居民口腔卫生差,易发生龋齿或缺齿,口腔内细菌滋生,亚硝胺类物质含量较高,增加罹患食管鳞癌的风险。此外,口腔卫生不良可与萎缩性胃炎协同作用,增加食管鳞癌的发生风险。

2.人口学因素

我国食管癌的发病率随年龄增长而逐渐增加。男性患者食管癌的诊断年龄早于女性患者。男性食管癌的发病率和死亡率为女性的2~4倍。

3.环境与遗传因素

我国食管癌高发区存在明显的家族聚集现象,可能与患者具有共同的遗传背景有关,也可能是由患者及其家属共同暴露于特定的环境因素所致。

4.感染因素

人乳头状瘤病毒（HPV）感染是一些食管癌高发区的重要致病因素,尤其是 HPV16 与食管鳞癌发生呈正相关,与普通人群相比,HPV 感染者罹患食管鳞癌的风险会升高近 3 倍。

5.其他因素

胃黏膜萎缩患者罹患食管鳞癌的风险较普通人群人高 2 倍。头颈部和上呼吸道鳞癌与食管鳞癌同时或异时发生的概率分别为 14% 和 3%。

▐▶ 食管癌前疾病和癌前病变

食管癌前疾病是指与食管癌相关并有一定癌变率的良性疾病,包括慢性食管炎、Barrett 食管、食管白斑症、食管憩室、贲门失弛症、反流性食管炎、各种原因导致的食管良性狭窄等。

癌前病变是指已证实与食管癌发生密切相关的病理变化,食管鳞状上皮异型增生与鳞状细胞癌的发生密切相关,属于鳞状细胞癌的癌前病变;Barrett 食管相关异型增生则是腺癌的癌前病变。

▐▶ 早期食管癌及癌前病变的层次分类

病变仅局限于上皮内,未突破基底膜者,为 M1(原位癌 / 重度异型增生;Tis)。早期食管癌分为黏膜内癌和黏膜下癌,黏膜内癌又分为 M2 和 M3。其中,M2 指病变突破基底膜,浸润黏膜固有层;M3 指病变浸润黏膜肌层。黏膜下癌根据其浸润深度可分为浸润黏膜下层上 1/3 的 SM1,病变浸润黏膜下层中 1/3 的 SM2,病变浸润黏膜下层下 1/3 的 SM3。对于内镜下切除的食管鳞癌标本,以 $200\mu m$ 作为区分黏膜下浅层和深层浸润的临界值。

▐▶ 食管癌的报警症状

食管癌的报警症状,包括胸骨后疼痛不适、进食通过缓慢并有滞留感或哽噎感、进行性吞咽困难、上腹部隐痛不适、消瘦、消化道出血(呕血、黑便等)。

国内有学者对超过 10 万例的上消化道内镜数据进行分析发现,报警症状对该人群上消化道肿瘤的预测价值有限,仅吞咽困难症状有重要提示作用。但出现吞咽困难时绝大多数肿瘤已进展至中晚期。因此,在我国报警症状并不能作为上消化道内镜检查必要性的决定因素。考虑我国内镜检查费用较低、普及率较高的国情,对有上消化道症状的患者,建议及时行内镜检查以降低肿瘤漏诊率。

▌▶筛查策略

　　我国食管癌发病人数和死亡人数均居世界首位,20 世纪 50 年代以来,食管癌筛查和早诊早治一直受到国家卫生部门的重视。在食管癌高发区,食管癌筛查和早诊早治工作已初见成效。在非高发区,开展大规模人群普查并不符合我国国情,提高各级医疗机构肿瘤机会性筛查的检出率是现阶段较为可行的策略。

　　根据《中国早期食管癌筛查及内镜诊治专家共识意见(2014 年,北京)》及《2020 中国临床肿瘤学会(CSCO)食管癌诊疗指南》早期食管癌的筛查策略包括以下内容。

　　1.高危人群

　　根据我国国情、食管癌危险因素及其流行病学特征,符合下列(1)和(2)～(6)中任一项者应列为食管癌高危人群,建议作为筛查对象。

　　(1)年龄＞40 岁。

　　(2)来自食管癌高发区。

　　(3)有上消化道症状。

　　(4)有食管癌家族史。

　　(5)患有食管癌前疾病或癌前病变。

　　(6)具有食管癌高危因素(吸烟、重度饮酒、头颈部或呼吸道鳞癌、高温食物、腌制食物、口腔卫生不良等)。

　　2.筛查方法

　　内镜和活检病理检查是目前诊断早期食管癌的金标准。内镜下可直观地观察食管黏膜改变,评估癌肿状态,拍摄或录制病变影像资料,并可通过染色、放大等方法评估病灶性质、部位、边界和范围,一步到位地完成筛查和早期诊断。内镜下食管黏膜碘染色加指示性活检的组合操作技术已成为我国现阶段实用且有效的筛查方法。下图为早期食管癌内镜筛查流程(图 3-2)。

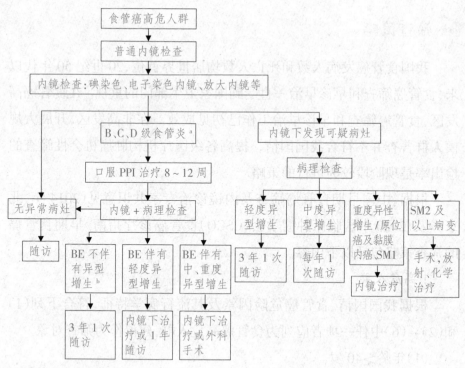

a,食管炎的洛杉矶分级。

正常:食管黏膜无破损。

A 级:一个或一个以上黏膜破损,长径小于 5mm。

B 级:一个或一个以上黏膜破损,长径大于 5mm,但没有融合性病变。

C 级:黏膜破损有融合,但小于 75%的食管周径。

D 级:黏膜破损有融合,至少达到 75%的食管周径。

b,BE,Barrett 食管。

图 3-2 早期食管癌内镜筛查流程。

▶ 积极预防

食管癌的预防主要是清除和控制致癌因素。

(1)应养成良好的生活习惯,防止过烫、过快、过于粗糙的饮食习惯。

(2)注意口腔卫生,餐后漱口,规律刷牙。

(3)避免霉变食物、亚硝酸盐、二级胺等的使用和接触。

(4)戒烟、戒酒,保持适量运动。

(5)治疗食管原发病,以防癌变和早期治疗癌前病变。

胃癌 🖊

▶ 简介

胃癌是我国最常见的恶性肿瘤之一,其组织学类型有腺癌、印戒细胞癌、黏液细胞癌、腺鳞癌等。以发病部位看,最常见于胃窦部,胃幽门、胃底、胃体、贲门均可发生。胃癌的发病率在 35 岁以下人群中较低,40 岁以后迅速上升,55 岁以上占 70%,男性发病率高于女性。

胃癌高发于东亚地区,我国胃癌的发病率及死亡率均居于恶性肿瘤的第二位。得益于胃镜普查策略,日本、韩国胃癌的早期发现率及生存率均显著高于中国。由于我国的胃癌早期筛查尚未普及,患者就诊时往往已属中晚期,5 年生存率低于 30%,制定适用于我国国情的胃癌筛查策略,提高国民相关防治意识刻不容缓。

▶ 危险因素

1.幽门螺杆菌感染

幽门螺杆菌(HP)为 Ⅰ 类致癌因子,其感染可使胃癌发生风险增加 2 倍。一般认为,HP 是胃黏膜癌变的重要始动因素。我国研究发现,根除 HP 治疗后,胃癌发病风险下降 39%。

2.饮食因素

(1)高盐饮食。每日摄入盐超过 10g 会明显增加胃癌发病率。高盐饮食可直接损伤胃黏膜,增加胃黏膜对致癌物的敏感性。高盐饮食含大量硝酸盐,在胃内被还原并与食物中的胺结合形成亚硝基化合物等致癌物。

(2)腌熏、煎、烤、炸食品。此类食物会产生多环芳香烃、N- 亚硝基化合物等致癌物。

(3)饮食不规律。不吃早餐、用餐速度快、暴饮暴食、吃剩菜剩饭等。这些不良饮食习惯会导致胃黏膜的反复损伤、修复,降低胃黏膜的屏障作用。

(4)缺少蔬菜、水果。每日多摄入新鲜蔬菜、水果可使胃癌发病风险降低44%。

3.吸烟

我国山东临朐县的研究发现,吸烟可明显增加胃癌的发病风险,男性每天吸1包烟可使胃癌的发病风险增加50%。

4.饮酒

一项纳入了14个病例对照研究及2项队列研究的结果显示,饮酒可增加胃癌的发病风险,但另一些研究中并没有发现饮酒能提高胃癌风险。因此,目前对于饮酒与胃癌发病风险的关系尚无明确定论。

▌▶ 高危人群

(1)幽门螺杆菌(HP)感染者。目前认为HP感染是肠型胃癌(占胃癌的绝大多数)发生的必要条件。

(2)有慢性萎缩性胃炎、恶性贫血、胃息肉、胃溃疡、手术后残胃、肥厚性胃炎等疾病者。

(3)年龄、性别。胃癌的发病率和死亡率随年龄的增长而增加,在40岁以下人群中处于较低水平,在40岁及以上人群中发病率和死亡率快速上升,且男性多于女性。

(4)不良饮食习惯者。喜食高盐、腌制、熏烤食物。

(5)胃癌家族史。

(6)吸烟、重度饮酒者。

▌▶ 常见临床表现

胃癌早期多无明显表现,甚至毫无感觉,中晚期可出现消化道症状,但均不具有特异性。胃癌的主要表现有上腹痛、上腹部饱胀不适、食欲减退、厌食、恶心、呕吐、出血、黑便、消瘦、乏力等。

▌▶早期筛查

我国尚未推行大规模的人群胃癌筛查计划,目前尚无简便、有效的诊断方法进行全体人群普查。胃镜检查是胃癌诊断的"金标准",但因其属侵入性检查,费用较高,需投入大量人力资源,人群接受度较低,难以用于我国胃癌的大规模普查。只有针对胃癌高危人群进行筛查,才是行之有效的方法。

1.筛查方法

(1)胃蛋白酶原(PG)检测。慢性萎缩性胃炎是胃癌的重要"过渡性事件",是胃癌的癌前状态。胃黏膜部分萎缩是可以逆转的,但是一旦进入肠化生期,就很难发生逆转。胃蛋白酶原可反映胃黏膜的萎缩情况。PG I 水平降低是胃底腺黏膜萎缩的可靠标志,PGR(PG I /PG II)侧面反映了胃底腺黏膜的萎缩程度。

(2)胃泌素 –17(G–17)。G–17 是反映胃窦内分泌功能的敏感指标之一,可提示胃窦黏膜萎缩状况或是否存在异常增殖。

(3)幽门螺杆菌感染检测。幽门螺杆菌(HP)的血清学检测主要适用于流行病学检查。血清学检测 HP 可与PG、G–17 检测同时进行,这避免了留取粪便(HP 粪便抗原检测)、胃黏膜活检等 HP 检测方法带来的依从性下降,因而更适用于胃癌筛查。

尿素呼气试验(UBT)包括 ^{13}C–UBT 和 ^{14}C–UBT,是临床最常应用的非侵入性试验,具有 HP 检测准确性相对较高、操作方便和不受 HP 在胃内灶性分布影响等优点。对于部分血清 HP 抗体阳性者又不能确定是否有 HP 现症感染时,UBT 是有效的补充检测方法,适合有条件的地区开展。

(4)血清肿瘤标志物检测。目前常用的肿瘤标志物包括 CEA、CA19–9、CA72–4、CA125、CA242 等, 但肿瘤标志物在进展期胃癌中的阳性率仅为 20%~30%,在早期胃癌中的阳性率低于 10%,对于早期胃癌的筛查价值有限,因此不建议作为胃癌筛查的常规方法。

(5)胃镜检查。胃镜检查及其活检是诊断胃癌的金标准,特别是对于早期胃癌,胃镜是最可靠的检查方式。但胃镜检查依赖设备和内镜医生资源,且检查费用相对较高,患者会有一定的痛苦,接受度较差,即便对于日本等发达国家而言,尚未能实现用内镜进行大规模胃癌筛查。

2.筛查对象

根据我国国情,2017 年底发布的《中国早期胃癌筛查流程专家共识意见(2017 版)》中制定了适合我国人群的胃癌筛查策略。

我国胃癌筛查的目标人群为年龄≥40 岁,且符合下列任意一项者,建议其作为胃癌筛查的对象。

(1)胃癌高发地区人群。

(2)HP 感染者。

(3)既往患有慢性萎缩性胃炎、胃溃疡、胃息肉、手术后残胃、肥厚性胃炎、恶性贫血等胃癌前疾病的患者。

(4)胃癌患者一级亲属。

(5)存在胃癌的其他风险因素(如摄入高盐、腌制饮食、吸烟、重度饮酒等)。

3.筛查评分系统

国家消化系统疾病临床医学研究中心(上海)开展了一项全国 120 余家医院参加的大数据、多中心临床研究,对近 15 000 例的胃癌高危人群进行了血清 PG、G-17 和 HP 抗体的检测, 所有筛查对象均接受了内镜检查。结果表明,当 PGR<3.89、G-17>1.50 pmol/L 时,胃癌的发生风险显著增高,这为建立新型胃癌筛查评分系统(表 3-1)奠定了基础。经过统计学分析,在胃癌高危人群中,年龄、性别、HP 抗体、PGR、G-17 是与胃癌发生最相关的 5 个因素,分别予以不同的分值,可反映胃癌的发生风险。

表 3-1　新型胃癌筛查评分系统

变量名称	分值
年龄（岁）	
40~49	0
50~59	5
60~69	6
>69	10
性别	
女	0
男	4
HP 抗体	
阴性	0
阳性	1
PGR	
≥3.89	0
<3.89	3
G-17（pmol/L）	
<1.50	0
1.50~5.70	3
>5.70	5
总分	0~23

注：G-17 为血清胃泌素-17，HP 为幽门螺杆菌，PGR 为胃蛋白酶原比值。

4.筛查策略

根据评分的高低，《中国早期胃癌筛查流程专家共识意见(2017 版)》将人群分为低危、中危、高危 3 组，并分别给出筛查策略。参考国内外既往的胃癌筛查方法，结合国内最新的临床证据，建议采取早期胃癌筛查流程(图 3-3)。

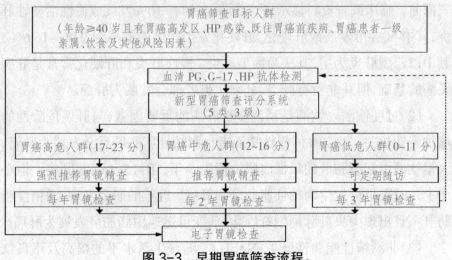

图 3-3　早期胃癌筛查流程。

肝癌 🖊

▶ 简介

根据 2019 年发布的最新数据显示,肝癌在我国常见恶性肿瘤中位居第四,其病程进展迅速、死亡率高,位列恶性肿瘤死亡率的第二位。据统计,我国每年约有 11 万人死于肝癌,占世界肝癌死亡率的 45%以上。原发性肝癌主要包括肝细胞癌(HCC)、肝内胆管癌(ICC)、混合细胞癌 3 种。肝癌发病年龄以青壮年为主,男性患者数为女性的 2~3 倍。在我国,肝癌的主要病因与慢性乙型肝炎病毒感染、摄取黄曲霉素等相关。

对肝癌应争取早期发现,对于有慢性肝炎病史的患者应定期做甲胎蛋白检测及肝脏彩色超声检查。对早期发现的病例及时进行手术切除有较好的疗效。

▶ 危险因素

(1)乙型肝炎病毒(HBV)或丙型肝炎病毒(HCV)感染。病毒性肝炎是引起肝癌的第一大病因,肝癌的发生一般遵循"肝炎—肝硬化—肝癌"三部曲。临床调查资料显示,病毒性肝炎约有 10%发展成慢性活动性肝炎,其中 50%可发展成肝硬化,肝硬化发生肝癌的概率为 9.9%~16.6%,其中以乙型肝炎为主,其次为丙型肝炎。慢性肝炎和肝硬化常常是肝癌发病的基础,但并非所有肝炎、肝硬化患者都会发展为肝癌。

(2)过度饮酒。饮酒是诱发慢性肝病的重要因素,与肝癌危险性的增加密切相关。2%~3%的慢性嗜酒者患酒精性脂肪肝后会发展为肝癌。大量饮酒引起脂肪肝的最低时限一般为 5 年,10~15 年引起肝癌,但小于上述时限也可发生酒精性脂肪肝和肝癌。近年的研究发现,酒精性脂肪肝一旦出现中央静脉周围纤维化,病变可迅速由脂肪肝发展为肝癌。

(3)非酒精性脂肪性肝炎(NASH)。随着生活水平的提高及不良饮食习惯的存在,非酒精性脂肪性肝病的患病率呈上升趋势。非酒精性脂肪性肝病包括非酒精性单纯性脂肪肝、NASH 及其相关肝硬化、肝细胞癌。普通成人非酒精性脂肪性肝病的发病率为 20%~33%, 其中 10%~20% 的患者进展为非酒精性脂肪性肝炎,2%~3% 的患者进展为肝硬化。近年来, 国内外大量临床研究发现,NASH 已经成为继 HBV、HCV 后引起原发性肝癌的第三个重要原因,肝癌的发生遵循"NASH—隐源性肝硬化-肝癌"的发病模式。NASH 与代谢相关疾病互为因果, 发展至 HCC 的危险因素包括糖尿病、肥胖、血脂异常等。

(4)长期摄入黄曲霉素。在我国,广西扶绥、江苏启东、广东顺德、福建同安等地为肝癌高发区。通过流行病学调查研究发现,在我国肝癌高发区居民食用的粮食中,存在不同程度的黄曲霉素污染现象。

(5)各种其他原因引起的肝硬化。

(6)有肝癌家族史者。肝癌虽然不会遗传,但存在家族聚集现象,有血缘关系的、近亲的、共同生活的家族中肝癌发病率较高。某些遗传缺陷可能增加发生肝癌的危险性。

(7)年龄>40 岁的男性肝癌发病风险更大。

▶▶ 常见临床表现

肝癌的起病比较隐匿,早期肝癌一般没有任何症状,当患者出现明显临床症状时,病情往往已属于中晚期。肝癌首发症状以肝区疼痛最为常见,其次是上腹部包块、食欲减退、乏力、黄疸、消瘦、原因不明的发热、腹泻、腹痛、右肩酸痛等。

▶▶ 肝癌的癌前病变

目前,病理学上对肝癌癌前病变的认识通常为:在慢性乙型肝炎等肝病背景下,肝组织出现一定的组织结构和细胞形态上的异型性,形成具有潜在恶变风险的异型增生结节(DN)。根据细胞的异型程度可分为低度异型增生结节(LGDN)和高度异型增生结节(HGDN),两者的恶变风险依次增加。从 DN 到早期 HCC 是一个多步骤的渐进过程。一项随访研究显示,有 HGDN 的患者发展为 HCC 的危险性较无 HGDN 患者高 4 倍,而 LGDN 发展为恶性的概率则明显低于 HGDN。HGDN 虽无确切的恶性组织学依据,却具有明显的结构异型性和细胞异型性,因而通常被认为是 HCC 的癌前病变。肝硬化结节患者的自然病程随访结果表明,其 1、2、3、5 年的恶性转化率分别为 3.5%、15.5%、31.0%、48.5%。其中 HGDN 是恶性转化的独立危险因素。此外,糖原贮积病相关肝细胞腺瘤和(非)酒精性脂肪性肝炎相关肝硬化等病变也有发生 HCC 的报道,因而通常也被视为 HCC 癌前风险病变,需要引起高度重视。

▶ 筛查策略

1.筛查人群

流行病学调查显示,我国的肝癌大部分发生于有肝炎病毒感染的人群。因此,建议对 HBV 及 HCV 感染、年龄≥20 岁、有肝硬化表现的人群进行定期筛查。对肝癌高危人群,应当进行分层认定,根据不同的风险采用不同的筛查手段。特别对于肝癌高风险人群,应当及早开始筛查工作,高危人群包括:慢性乙型、丙型肝炎患者及病毒携带者,40 岁以上男性或 50 岁以上女性,长期酗酒者和糖尿病者,有肝硬化者,有肝癌家族史者。

2.检查方法

(1)肝癌的血液学分子标志物。

血清甲胎蛋白(AFP)是当前诊断肝癌和疗效检测常用且重要的指标。血清 AFP >400μg/L,排除妊娠、慢性肝病、活动性肝病及生殖腺胚胎性肿瘤,高度提示肝癌。血清 AFP 轻度升高者,应动态观察,并与肝功能变化对比分析,有助于诊断。

血清甲胎蛋白异质体(AFP-L3)是肝癌细胞特有的,且其比例随着癌变程度的增加相应升高,因此也可作为原发性肝癌的检测指标。据报道,AFP-L3 检测能够在慢性乙型肝炎患者、肝硬化等高危人群中发现直径<2cm 的肝癌。与影像学相比,AFP-L3 可以提前 9~12 个月发现肝癌的存在。

异常凝血酶原(DCP)为维生素 K 缺乏(拮抗)诱导蛋白,是伴随HCC特异产生的异常凝血酶原。肝癌癌变发生后,癌细胞中凝血酶原前体合成异常,导致其羧化不完全,产生大量 DCP。DCP 作为肝癌肿瘤标志物已进入临床应用阶段。

GPC-3 是一种硫酸类肝素蛋白多糖,具有调控细胞生长、增殖、分化、迁移及黏附的作用,通常在少数器官组织中低水平表达。已有研究表明,GPC-3 在正常肝组织中不表达, 在良性肝病组织中极低量表达,而在绝大多数肝癌组织中高表达。有研究发现,GPC-3 在 HCC 中阳性率为 69.4%,在良性肝组织中阳性率为 0。因此,GPC-3 应用于诊断 HCC 与良性肝脏病变有一定价值。

骨桥蛋白(OPN)是一种多功能的磷酸糖蛋白,在多种实体肿瘤中均呈高表达,部分释放入血致使血浆中 OPN 的表达水平升高。一项Meta分析也评价了 OPN 在肝癌诊断中的准确性, 结果表明 OPN 和 AFP 诊断肝癌的敏感性分别为 88% 和 68%,特异性分别为 87% 和 97%。

对血清 AFP 阴性人群,可借助 AFP-L3、PIVKA II 和血浆游离微小核糖核酸进行早期诊断。

(2)肝癌的影像学检查。

肝脏超声检查。其操作简单、直观方便、准确无创、费用低廉、普及广泛,对人体组织无任何伤害,但对于较小的肝癌及弥漫性肝癌,超声检查有一定的局限性。因此,肝脏超声检查可用于肝癌普查和治疗后的随访。

CT 检查。CT 检查肝癌是一个非常重要的手段。不过在肝癌直径小于2cm 或密度近似正常肝实质的情况下,CT 难以显示。区别原发性或继发性肝癌有困难。

磁共振成像(MRI)检查。MRI 检查具有无辐射影响、组织分辨率高的优点,成为肝癌临床检出、诊断、分期和疗效评价的优选影像学技术,对于肝脏的一些小病灶也能做出较为准确的判断,对于肝癌的确诊起到非常大的作用。

(3)肝癌的穿刺活检。

具有典型肝癌影像学特征的肝占位性病变,符合肝癌临床诊断标准的患者,通常不需要进行以诊断为目的的肝病灶穿刺活检。对于能手术切除或准备肝移植的肝癌患者,不建议术前行肝病灶穿刺活检,以减少肝肿瘤的播散风险。对于缺乏典型肝癌影像学特征的肝占位性病变,肝病灶穿刺活检可获得明确的病理诊断。肝病灶穿刺活检可明确病灶性质、肝病病因、肝癌分子分型为指导治疗和判断预后提供有价值的信息。

3.筛查策略

癌前病变的筛查。初筛应针对所有感染 HBV 或 HCV 的成年人,通过病史调查确定高危人群,初筛后人群可采用较为经济、易行的方法。如无肝内结节及病灶,腹部彩色超声定期半年筛查;对有肝内结节的患者行超声造影及增强 MRI 检查;对无法确定病变性质,但高度怀疑肝癌的患者,可考虑行肝穿刺活组织学检查(肝活检)进一步明确诊断。对于再生结节(RN)和 LGDN 患者建议筛查时间为 3~6 个月,目的是监测结节大小的变化和影像学特征的改变。

高危人群的筛查。借助肝脏超声检查和血清甲胎蛋白(AFP)进行肝癌早期筛查,建议高危人群至少每隔 6 个月进行 1 次检查。

(1)有乙型病毒性肝炎或丙型病毒性肝炎,或有任何原因引起肝硬化者,至少每隔 6 个月进行 1 次超声及血清 AFP 检测。若发现肝内直径≤2cm 结节,且在动态增强 MRI、动态增强 CT、超声造影或增强 MRI 4 项检查中至少有 2 项显示"快进快出"的肝癌典型特征,则可做出肝癌的临床诊断。对于发现肝内有直径>2cm 的结节,则上述 4 种影像学检查中只要有1 项典型的肝癌特征,即可临床诊断为肝癌。

(2)有乙型病毒性肝炎或丙型病毒性肝炎,或有任何原因引起肝硬化者,随访发现肝内有直径≤2cm 结节。若上述 4 种影像学检查中无或只有 1 项检查有典型的肝癌特征,可进行肝病灶穿刺活检或每 2~3 个月进行影像学检查随访,并结合血清 AFP 水平以明确诊断。对于发现肝内有直径＞2cm 的结节,上述 4 种影像学检查无典型的肝癌特征,则需进行肝病灶穿刺活检以明确诊断。

（3）有乙型病毒性肝炎或丙型病毒性肝炎,或有任何原因引起肝硬化者,如血清 AFP 升高,特别是持续升高,应进行影像学检查以明确肝癌诊断。如未发现肝内有结节,在排除妊娠、慢性肝病、活动性肝病、生殖腺胚胎源性肿瘤及消化道肿瘤的前提下,应密切随访血清 AFP 水平,每隔 2~3 个月进行 1 次影像学复查。

▶ 积极预防

（1）预防肝炎病毒感染。新生儿及病毒暴露者应注射乙肝疫苗及球蛋白。在日常治疗中,医务工作者要使用正规、合格的血液制品,避免血液制品接触身体的开放性创口。

（2）科学治疗肝炎及肝硬化。HBV 携带者、HCV 携带者、转为慢性肝炎者(曾经罹患病毒性肝炎)或已发生肝炎后肝硬化者,应定期进行 HBV 或 HCV 病毒定量检查、肝功能检测,积极治疗慢性肝炎和肝硬化。

（3）控制体重,减少肥胖。倡导低热量的健康饮食,坚持运动锻炼。定期监测并积极治疗糖尿病、高血脂等代谢相关疾病。

（4）改变不良行为,戒烟、戒酒,规律生活,娱乐有度。

（5）预防食物变质,不吃真菌污染的食品。

（6）注意饮水卫生。

（7）发生其他肝病时要及时治疗。

结直肠癌 ✎

▶ 简介

结直肠癌,一般也称为大肠癌,是最为常见的恶性肿瘤之一。2018 年全球数据显示,其发病率位居恶性肿瘤第三位,死亡率位居第二位。随着经济的发展和生活方式的改变,我国结直肠癌的发病率逐年上升,根据 2016 年国家癌症中心发布的数据显示,其发病率位居男性恶性肿瘤的第五位,女性恶性肿瘤的第四位。由于我国人口基数大,结直肠癌发病例数和死亡例数已超美国。其中,年轻人的发病比例增加,总体发病平均年龄已趋向于发达国家,而且大多数患者确诊时多为晚期。

根据病理结直肠癌可分为管状腺癌、乳头状腺癌、未分化癌、黏液腺癌、小细胞癌等。根据部位分为左半结肠癌、右半结肠癌、直肠癌和肛管癌。

结直肠癌的最佳治疗方法是早期确诊后手术切除,切除后根据疾病病理分期进行化疗等综合治疗,以提高疗效。

▶ 危险因素

1.年龄

年龄是结直肠癌明确的危险因素,结直肠癌发病率随年龄增长而增加。我国结直肠癌的发病率和死亡率从 40 岁开始呈快速增长趋势,发病率在 80 岁以上年龄组达到高峰(197.4/10 万)。男性结直肠癌的发病风险高于女性。

2.家族史

结直肠癌是一种有明显遗传倾向的恶性肿瘤。Meta 分析显示,有一名以上一级亲属患结直肠癌时,该个体患结直肠癌的总体风险比为2.24;家族中有 2 名以上亲属患结直肠癌时,总体风险比将升至3.97。50岁的成年人如有一名以上一级亲属患结直肠癌,其患结直肠癌的风险由 1.8% 升至 3.4%;如有 2 名以上一级亲属患结直肠癌,该风险升至 6.9%。某些基因病可能增加患结直肠癌的概率,如林奇综合征、家族性腺瘤性息肉病、MYH 基因相关性息肉病、黑色素斑 – 胃肠多发性息肉综合征、锯齿状息肉综合征等。

3.炎性肠病(IBD)

IBD 是一种特殊的慢性肠道炎症性疾病,包括溃疡性结肠炎、克罗

恩病等。IBD 是结直肠癌明确的危险因素。曾有研究指出，约 20% 的
IBD 患者可在发病后 10 年内发生结直肠癌，其发生结直肠癌的风险是
正常人群的 2~4 倍。

4.生活方式和饮食因素

（1）饮食。已有多项研究证明，以摄入大量肉类、脂肪、糖和甜品为
特点的西式膳食模式可增加结直肠癌发生风险。高纤维饮食是结直肠
癌的保护因素。

（2）吸烟。吸烟人群的结直肠癌发病风险是不吸烟人群的 1.27 倍。
结直肠癌发病风险随日吸烟量、烟龄和累积吸烟量的增加而升高，烟
龄＞50 年的人群，其发病风险较不吸烟人群增加 38%。结直肠癌发病风
险可随戒烟时间的延长和戒烟年龄的提前而降低。

（3）超重或肥胖。超重或肥胖影响结直肠腺瘤的发生和癌变过程。
体重指数（BMI）每增加 5 个单位，患结直肠腺瘤的风险增加 19%。

（4）2 型糖尿病。与非糖尿病患者相比，2 型糖尿病患者的结直肠癌
发生率增加 27%，死亡率增加 20%。

▇▶ 结直肠癌的报警症状

结直肠癌的报警症状包括消化道出血（黑便、血便等）、消瘦、腹泻、
腹部肿块、排便习惯改变等。

报警症状对结直肠癌的预测作用一直存在较多争议。国内大规模
单中心研究对超过 1 万例因下消化道症状就诊患者的结肠镜资料进行

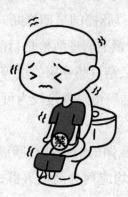

分析后发现,除腹部肿块外,其余报警症状对结直肠癌的预测作用极为有限,但有腹部肿块的患者绝大多数为晚期结直肠癌。因此,在我国有无报警症状并不能作为是否行结肠镜检查的决定因素。考虑我国结肠镜检查费用较为低廉、普及率高的现状,建议有下消化道症状的患者行结肠镜检查,排除肿瘤、炎症等器质性病变。

▶▶ 筛查策略

我国人口众多,直接采用结肠镜检查进行人群普查需消耗大量的人力、物力,且结肠镜检查有一定的并发症风险。因此,对平均风险人群进行初筛,再针对高危人群行结肠镜精查,是行之有效的方法。根据《中国早期结直肠癌筛查及内镜诊治指南(2014,北京)》结肠癌筛查包括以下策略及方法。

1.筛查方法

(1)粪便隐血试验(FOBT)。本方法是结直肠癌无创筛查的重要手段。目前常用方法为愈创木脂法(gFOBT)和免疫化学法(iFOBT)。

(2)血浆Septin 9基因甲基化检测。寻找外周血结直肠癌特异性分子标志物对提高受检者筛查依从性具有重要意义。Septin 9基因甲基化是结直肠癌早期发生、发展过程中的特异性分子标志物。最近我国一项大规模临床试验发现,该方法诊断结直肠癌的敏感性和特异性分别为74.8%和87.4%,两者均高于同期进行的iFOBT。目前Septin 9基因甲基化检测已获国家药品监督管理局(NMPA)批准(敏感性为74.8%,特异性为97.5%),可以用于结直肠癌的早期诊断。

(3)结肠镜检查。结肠镜下病理活检是目前诊断结直肠癌的金标准。根据患者年龄、FOBT结果、结直肠癌家族史等危险因素筛选结直肠癌高风险人群,进行有目的的结肠镜筛查是较为可行的筛查方式。

2.筛查对象

(1)高危人群。根据我国国情和结直肠癌的流行病学特征,符合以下①和②~③中任一项者均应列为高危人群,建议作为筛查对象:①年龄 50 岁以上,男女不限;②粪便隐血试验呈阳性;③既往有结直肠腺瘤性息肉或炎性肠病等癌前疾病。

(2)结直肠肿瘤风险评分。《2014 年亚太结直肠癌筛查共识》指出,年龄、男性、结直肠癌家族史、吸烟和肥胖是诱发亚太地区结直肠癌和进展期腺瘤的危险因素。亚太风险评分可作为进展期结直肠肿瘤高危人群的筛选工具,适用于亚太地区无症状人群的结直肠癌筛查。以人群年龄、性别、结直肠癌家族史、吸烟状况、BMI 和自诉糖尿病的评分系统为依托,可预测我国无症状人群患结直肠肿瘤的风险(包括腺瘤、进展期腺瘤、结直肠癌),有助于筛查方案的选择。依据该方案,并结合我国实际情况,可参考表 3-2 对患者进行风险评分。推荐高危患者(3~6 分)行结肠镜检查,低危患者(0~2 分)可考虑粪便隐血筛查和(或)血清(浆)标志物筛查(如 Septin 9 基因甲基化检测等)。

表 3-2 预测结直肠肿瘤风险评分

危险因素	标准	分值
年龄	50~55 岁	0
	56~75 岁	1
性别	女性	0
	男性	1
家族史	一级亲属无结直肠癌	0
	一级亲属有结直肠癌	1
吸烟	无吸烟史	0
	有吸烟史(包括戒烟者)	1
BMI	<25kg/m²	0
	≥25kg/m²	1
糖尿病	无	0
	有	1

3.筛查流程

先通过以上风险评分和(或)初筛试验筛选出高危人群,进一步接受高质量结肠镜检查;非高危人群建议采用多轮非侵入性筛查和定期随访策略。筛查流程参考下图(图3-4)。

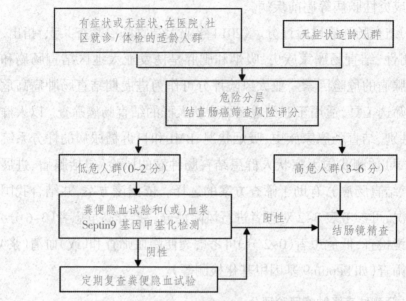

图3-4 结直肠肿瘤筛查流程。

▶▶ 如何预防

(1)采取低脂肪、高纤维素的饮食结构,多吃蔬菜、水果、五谷杂粮,少吃腌熏食物,不吃发霉食物,少饮含酒精饮料。

(2)坚持适当运动,过少和过量运动都不利于健康,个人可根据自己的年龄、身体状况和环境,选择适当的运动种类。

(3)改变不良行为,包括戒烟、戒酒,规律生活,娱乐有度。

(4)积极防治血吸虫病。

(5)及时治疗大肠息肉和慢性溃疡性结肠炎。

(6)患有家族性结肠息肉病的患者应尽早就诊。

(7)定期进行结直肠癌筛查。

乳腺癌

▶ 简介

乳腺癌作为女性发病率最高的恶性肿瘤,严重威胁着广大女性的身心健康。乳腺癌发病率呈逐渐上升趋势,且在我国存在明显的城乡差异(城市高于农村)。根据国家癌症中心 2016 年发布的数据,我国乳腺癌的发病高峰在 45~59 岁,呈现年轻化趋势。乳腺癌并不是女性独有的恶性肿瘤,在全部乳腺癌患者中约 1.4% 为男性。

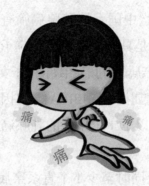

▶ 危险因素

(1)生殖因素。月经初潮年龄早(<12 岁)、月经周期短、绝经年龄晚(>55 岁)、未生育或者首次足月妊娠年龄晚(>35 岁)、生育次数少、未哺乳或哺乳时间短、自然流产或人工流产次数多等。

(2)内源性激素水平。各种原因导致的内源性雌激素、孕激素水平增高,或绝经后不合理补充雌激素等。口服避孕药可能增加乳腺癌的发病风险,但有关初次服用年龄、服用间期长短及最近一次服用时间的具体影响尚存在争议。

(3)遗传易感性。乳腺癌具有一定的家族聚集性,家族性乳腺癌占全部乳腺癌的 20%~25%,其中携带 BRCA1 和 BRCA2 基因突变时其发病率可高达 55%~60%。

(4)饮食运动。不健康的饮食习惯(包括高脂饮食,酒精摄入,喜食红肉和加工肉类、含糖饮料、咸味零食、淀粉类食品、精制碳水化合物等)、缺乏适当体育锻炼。

(5)种族、地域差异。乳腺癌在世界各地的发病率存在显著差异,其中欧美最高。

(6)其他因素。肥胖及代谢综合征、主动及被动吸烟、电离辐射、环境污染等。

▶ 高危人群

根据 2019 年发布的《中国女性乳腺癌筛查指南》,推荐 45 岁以上女性接受规律性筛查,但是具有以下情况者应予以高度重视。

(1)至少有 2 位直系亲属(父母、兄弟姐妹、子女)既往患乳腺癌的女性。

(2)至少有 1 位直系亲属携带有 BRCA1/2 基因致病性遗传突变的女性。

(3)至少有 1 位符合以下 1 个条件的乳腺癌直系亲属。

• 发病年龄≤45 岁。

• 发病年龄≤50 岁,同时至少 1 个直系亲属患有卵巢上皮癌、输卵管癌、原发性腹膜癌。

• 双侧乳腺癌,或者同侧乳腺有 2 个或多个明确的来源不同的原发性乳腺癌,并且首次发病年龄≤50 岁。

• 发病年龄不限, 同时至少 2 个直系亲属患卵巢上皮癌、输卵管癌、原发性腹膜癌。

• 发病年龄不限,同时曾经患卵巢上皮癌、输卵管癌、原发性腹膜癌。

• 男性乳腺癌患者。

(4)自身携带乳腺癌致病性遗传突变的女性。

(5)直系亲属中有患遗传性肿瘤综合征(如遗传性乳腺癌－卵巢癌综合征、Cowden 综合征、Li–Fraumeni 综合征、Peutz–Jeghers 综合征、林奇综合征等)的女性。

（6）既往患乳腺导管或小叶中重度不典型增生，或小叶原位癌的女性。

（7）10~30岁期间曾接受胸部放疗且距今10年以上的女性。

▌▶ 常见临床表现

无痛性肿块是乳腺癌最常见的临床表现，多为患者无意中发现或体检时发现的。近年来，随着乳腺癌筛查的推广，早期乳腺癌的检出率越来越高，以下为乳腺癌的常见典型体征。

（1）乳腺肿块。乳腺肿块多为乳腺癌的首发症状，常在患者无意中发现，质硬、形状不规则、边界不光滑、活动度欠佳，多为单发无痛性肿块，偶可伴有不同程度的隐痛或刺痛。

（2）乳头溢液。非妊娠期从乳头流出淡黄色或血性液体，尤其是单侧单孔者，若同时伴有肿块应高度警惕。

（3）乳头、乳晕异常。乳头或乳晕处表皮呈糜烂、湿疹样改变，或者有中央区乳腺癌。大导管受侵犯可导致乳头扁平、凹陷、回缩，甚至乳头陷入晕下。

（4）皮肤改变。早期乳腺癌表现为浅表静脉怒张，出现"酒窝"征和"橘皮样"改变。晚期乳腺癌，癌灶周围的皮肤会形成散在分布的质硬结节，即"皮肤卫星结节"。炎性乳腺癌可伴有局部皮肤红、痛、水肿改变等。

（5）腋窝淋巴结肿大。早期乳腺癌可出现同侧腋窝淋巴结肿大、质硬、散在、可推动。随着病情进展，淋巴结逐渐融合、粘连、固定，晚期可转移至对侧或锁骨上淋巴结。

▌▶ 乳腺自我检查

乳腺自我检查主要分3步，即"循环按摩检查""乳晕区检查""挤压乳头"，具体操作如下。

（1）站于镜前，双手垂于身体两侧，再将双上肢举过头顶，分别观察乳房外形、乳头乳晕区及局部皮肤改变。最后，双手叉腰，观察双侧乳房是否对称，具体检查手法同上。

（2）洗澡时趁沐浴露未洗去，在湿润的皮肤上，摊开手掌，轻柔移动，检查乳房的每个部位（包括腋下）。从乳房外上象限查起，单侧乳房至少检查3圈，最后检查乳晕区、乳头，轻柔挤压乳头，观察有无溢液。右手检查左乳，左手检查右乳。检查时机最好选择在每月月经结束后5~7天，绝经女性可选择每月固定日期，便于记忆。

（3）在平卧时同侧手置于身体一侧，对侧手轻柔检查该侧乳房，再将同侧手举过头顶，重复检查一遍，具体检查手法同上。

▶▶ 常用检查方法

（1）临床检查是应用最广泛的乳腺癌筛查手段，该方法便捷、易行、耐受性好，可为乳腺癌的初步诊断提供依据。

（2）乳腺超声检查为无创性检查，可反复应用，对致密性乳腺、哺乳期乳腺具有较好的应用价值。

（3）乳腺 X 线检查为乳腺常见的诊断和筛查手段，其敏感性高达80%~90%。在乳腺良、恶性病变的鉴别诊断和早期筛查中，具有不可替代的地位。

（4）磁共振成像（MRI）和 CT 等其他影像学检查。乳腺 MRI 有助于发现微小病变，其敏感性高于超声和 X 线检查，尤其在乳腺癌高危人群中具有较高的应用价值。胸部 CT 对乳腺癌的诊断价值有限，但在评价淋巴结转移、肿瘤分期等方面具有一定优势。

（5）病理检查是确诊乳腺癌的金标准，主要包括空心针穿刺活检、切取活检和切除活检。

▶▶ 筛查策略

根据 2019 年发布的《中国女性乳腺癌筛查指南》，推荐适合我国女性人群的乳腺癌筛查策略见表 3-3。

表 3-3　我国女性人群的乳腺癌筛查策略

年龄	筛查建议	具体措施
小于 40 岁的一般风险女性	不推荐规律性筛查	
40~44 岁的一般风险女性	推荐机会性筛查，但是 否进行规律筛查取决 于个人意愿	每年 1 次乳腺 X 线检查+乳腺触诊 对致密型乳腺推荐与乳腺超声联合
45~69 岁的一般风险女性	推荐规律性筛查	每 1~2 年 1 次乳腺 X 线检查+乳腺触诊 对致密型乳腺推荐与乳腺超声联合，必要时与乳腺核磁联合
大于 69 岁的一般风险女性	预期寿命大于 10 年，如 条件许可，推荐继续 筛查	每 2 年 1 次乳腺 X 线检查

注:存在早发乳腺癌家族史(父母或兄弟姐妹中，至少有 1 位在 45 岁以前曾患乳腺癌)的高风险女性，筛查起始年龄可提前至 35 岁或家族中发病最早的年龄。其他乳腺癌高危女性，筛查起始年龄可提前至 40 岁。

▶ 乳腺癌的治疗与预后

乳腺癌的治疗以外科手术为主,辅以化疗、放疗、内分泌治疗、靶向治疗等综合治疗。手术方式包括扩大根治术、根治术、改良根治术、保乳手术等。近些年乳腺癌患者的预后不断改善,国内单中心报道乳腺癌患者 5 年总生存率可达 92.5%,10 年总生存率可达 83.0%。影响患者预后的主要因素有临床分期、病理类型、组织学分级、分子分型、是否行规范化治疗等。其中,早诊早治及规范治疗是改善乳腺癌患者预后的关键因素。

▶ 预防措施

1.一级预防

90%~95%的乳腺癌与环境、生活方式有关。保持心情舒畅,培养良好的生活方式,坚持体育锻炼,积极参加社交活动等,均有利于降低乳腺癌的发病风险。控制热量的摄入,按照《中国居民膳食指南》合理膳食,限制红肉摄入量,多食新鲜蔬菜、水果、维生素等,少食腌渍、油炸、熏烤食品和动物脂肪。戒烟、禁酒,即使少量饮酒也应避免长期摄入。避免长期雌激素治疗,尤其是联合孕激素。延长母乳喂养,至少 18 个月,加强乳腺癌相关的科普教育,缓解肿瘤引起的恐惧心理。

2.二级预防

相关医护工作者要提高重视程度,通过早发现、早诊断、早治疗,可有效改善乳腺癌患者预后。定期对乳腺癌高危人群或乳腺癌高发区人群进行乳腺癌筛查和专业指导,提高早期乳腺癌的检出率,减少不必要的医疗资源消耗,延长总体生存。

3.三级预防

对已确诊为乳腺癌的患者采取积极综合治疗,提高治愈率、缓解痛苦、改善生活质量、延长生存期。

宫颈癌

▶ 简介

宫颈癌是最常见的妇科恶性肿瘤, 发病率和死亡率在女性恶性肿瘤中均居第四位。据世界卫生组织统计,2018 年全球约有 57 万宫颈癌新发病例和 31.1 万死亡病例。我国每年新发病例约 13 万,死亡病例约为 4.8 万。高危型 HPV 的持续感染是导致宫颈癌的主要原因,也使宫颈癌成为目前人类所有恶性肿瘤中唯一一个病因明确的肿瘤。在欧美等西方国家,通过规范的宫颈癌筛查使得该疾病的发病率(尤其是晚期宫颈癌的发病率)逐年降低。在我国,虽然已开展多种形式的宫颈癌筛查,但由于人口众多、经济发展不均衡、筛查普及相对不足、大众防癌意识不强等原因,导致其发病率仍然很高,并且有年轻化趋势。

▶ 危险因素

1.感染因素

感染主要指 HPV 病毒(人乳头状瘤病毒)感染。目前已发现的 HPV

亚型达到百余种，有 13~15 种高危型 HPV 与生殖道癌和癌前病变相关，在 99.7%的宫颈癌组织中都可检测到高危型 HPV。其中，HPV16、18型是最主要的致病基因型，可导致 70%以上的宫颈癌。HPV 的感染非常常见，据统计有性行为的女性一生中感染 HPV 的概率高达 80%~90%。绝大多数女性感染 HPV 是一过性的，约 80%的感染者会在 2 年内通过自身免疫机制清除病毒，只有少数女性(10%~15%)高危型 HPV 会持续阳性，经过 5~10 年甚至更长的时间，发展到宫颈癌前病变，进而发展为浸润性宫颈癌。因此，对于一过性 HPV 感染，通常不需要治疗，只有高危型HPV 持续感染才需要治疗。持续感染很重要，它是进一步发展成宫颈癌的前提条件。

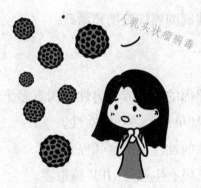

人乳头状瘤病毒

2.个体因素

（1）年龄。宫颈原位癌的好发年龄为 30~35 岁，浸润性宫颈癌的好发年龄为 45~60 岁，近年来有年轻化趋势。

（2）孕产史。首次怀孕年龄早（早于 20 岁）、首次生育年龄早（早于 20 岁）、多孕多产均会增加宫颈癌的患病风险。

3.生活因素

（1）性生活紊乱。过早性生活（早于 18 岁）、有多个性伴侣或者其男性配偶有多个性伴侣，均是宫颈癌的高危发生因素。

（2）吸烟。排除 HPV 感染因素，主动吸烟者宫颈癌的发生风险增加3~5 倍，被动吸烟者的发病风险与之近似。

（3）酗酒。过量饮酒不但会增加肝脏和消化道罹患癌症的风险，而且会增加罹患宫颈癌的风险。

(4)作息时间不规律。长期不规律生活和夜生活过多,均是宫颈癌发生的危险因素。

(5)饮食与营养。如长期摄入大量腌制类食物,维生素摄入不足,摄入过量含咖啡因类饮品,均可增加罹患宫颈癌的风险。

4.遗传因素

宫颈癌存在着家族性发生倾向,但这种倾向受环境还是遗传影响尚待研究。

5.精神因素

精神紧张、心理失衡、暴躁、抑郁等精神因素均可导致机体免疫力降低,使本来可被抑制的癌细胞增殖活跃。

▶ 高危人群

(1)有多个性伴侣的女性或其男性配偶有多个性伴侣。

(2)性生活过早(早于18岁)的女性。

(3)其男性配偶的性伴侣患宫颈癌者。

(4)曾患有或正患有生殖道 HPV 感染者。

(5)HIV 感染者或患有梅毒、淋病等其他性传播疾病者。

(6)正在接受免疫抑制剂治疗者。

(7)长期服用避孕药、吸烟及有毒瘾者。

(8)有宫颈病变家族史者。

(9)经济状况低下的女性。

▶ 常见临床表现

早期宫颈癌多无明显临床症状,一般依靠宫颈癌筛查发现。当疾病局部进展后,可能有以下症状。

(1)首先表现为异常阴道出血(多为性交后接触性出血)、阴道异常流液、绝经后或围绝经期阴道不规则出血,当出血量不多,且也没有腹痛、腰痛等症状时容易被忽略。

（2）随着病情进展，肿瘤逐渐增多，可能出现混有血液的恶臭白带、阴道异常出血增多、盆腔痛及性交困难等症状。

（3）晚期时根据癌灶累及范围不同而出现继发性症状，如当侵犯膀胱时，出现尿急、尿频、血尿等症状；当侵犯直肠时出现便秘、排便困难、血便，甚至形成阴道直肠瘘；当肿瘤浸润宫旁组织和骨盆壁时，会出现持续性腰骶部疼痛和下肢肿痛等症状。

（4）晚期患者可有贫血、恶病质等全身衰竭症状。

治疗和预后

根据中国抗癌协会妇科肿瘤专业委员会最新发布的《宫颈癌诊断与治疗指南（第4版）》，目前宫颈癌的治疗以手术和放疗为主，化疗为辅。多数宫颈癌对放疗敏感，可以达到很好的治疗效果，化疗主要应用于手术、放疗配合的综合治疗和晚期复发性宫颈癌的治疗。早期宫颈癌手术治疗的5年生存率达90%。据世界卫生组织2006年统计，Ⅰa1期的5年生存率为98%，Ⅰa2期为95%，Ⅰb1期为85%，Ⅰb2期为75%，Ⅱa期为75%，Ⅱb期为65%，Ⅲ期为30%，Ⅳa期为10%，Ⅳb期小于5%，病变的恶性度越高预后越差，可见早期发现、及时治疗对宫颈癌的预后至关重要。

筛查策略

根据2015年国家卫生和计划生育委员会制定的《子宫颈癌综合防控指南》，推荐适合我国女性人群的宫颈癌筛查策略如下。

1. 一级预防

适龄女性进行HPV疫苗接种，鼓励女性在HPV暴露风险最低的年龄为其免疫。表3-4可见不同种类的HPV疫苗。

表 3-4 HPV 疫苗分类表

	国产疫苗	二价疫苗	四价疫苗	九价疫苗
预防 HPV 类型	HPV16、18	HPV16、18	HPV6、11、16、18	HPV6、11、16、18、31、33、45、52、58
表达系统	大肠杆菌	重组杆状病毒	重组酿酒酵母	重组酿酒酵母
中国的目标人群	9~45 岁女性	9~45 岁女性	20~45 岁女性	16~26 岁女性
预防宫颈癌比例	70%	70%	70%	90%
接种方案	0、1、6 个月	0、1、6 个月	0、2、6 个月	0、2、6 个月

无论是否发生性行为,都可以在相应年龄接种疫苗,且无须在接种前检测是否有 HPV 感染。

2.二级预防

向 25 岁及以上女性开展宫颈癌筛查,随后对检出的可能发展成宫颈癌的癌前病变进行治疗。不同年龄女性的宫颈癌筛查指南(表 3-5)。

表 3-5 宫颈癌筛查指南

年龄	筛查建议	备注
<25 岁女性	无须筛查	
25~65 岁女性	HPV 检测,每 5 年 1 次(首选)或者 HPV+细胞学联合筛查,每 5 年 1 次;或者单独细胞学筛查,每 3 年 1 次	
>65 岁女性	停止筛查:①在过去 10 年内,连续 2 次 HPV 检测阴性或 2 次联合筛查阴性或 3 次细胞学检查阴性,且最近一次筛查在过去 3~5 年内;②若没有过去的筛查记录,则应继续筛查,直到达到以上标准	若过去 25 年内有 CIN Ⅱ 及以上的病变治疗史或自然消退史的女性,其治疗或自然转归后常规筛查应至少持续 20 年,即使超过 65 岁
全子宫切除术	停止筛查:在过去 25 年内没有 CIN Ⅱ 或更高级别的病变	既往 25 年内有 CIN Ⅱ 或以上病变史,建议继续筛查 20 年
HPV 疫苗接种者	遵循相应年龄的筛查策略(与未接种者一样筛查)	

高危人群建议缩短筛查间隔时间。

值得一提的是,因为 HPV 家族庞大,没有一种疫苗可以预防所有型别的 HPV 感染。接种 HPV 疫苗属于宫颈癌的一级防控措施,而宫颈癌的筛查属于二级防控措施,两者不能相互取代。也就是说,即使接种了 HPV 疫苗,也同样需要定期进行宫颈癌筛查。

3.三级预防

为任何年龄的女性提供癌症治疗和管理,包括手术、放疗、化疗和姑息性治疗,防止疾病恶化,延长患者寿命。

▶ 筛查方法

宫颈癌的筛查方法就是现阶段实行的宫颈癌三阶梯筛查。

第一阶梯筛查即初筛,包括筛查指南中的细胞学筛查和病毒学筛查。细胞学筛查又分为液基薄层细胞学(TCT)检查和传统的宫颈刮片巴氏涂片检查;病毒学筛查即 HPV。

第二阶梯筛查就是把第一阶梯筛查出现异常的患者进行分流,包括细胞学 ASC-H 及以上的患者,或者 HPV 阳性合并意义不明的非典型鳞状细胞(ASCUS)的患者,分流到第二阶梯行阴道镜检查。

第三阶梯筛查就是在阴道镜下查看有没有可疑的组织结构并取病理活检,得出最后的组织病理检查结果,并根据病理诊断结果决定下一步的治疗方法。

HPV 感染是宫颈癌发生的主要原因, 从感染 HPV 发展到宫颈癌前病变,再进展到宫颈癌需要经过 5~10 年甚至更长的时间。在这漫长的时间里,通过宫颈癌三阶梯筛查可以发现早期的宫颈病变甚至宫颈癌,以便及早诊断、及早治疗,有效阻断由宫颈癌前病变向宫颈癌的进展。即使得了宫颈癌也可以通过筛查早期发现而及时治疗,实现治愈。近年来,早期宫颈癌的确诊率明显提高,这与宫颈癌早期筛查的开展是密不可分的。

子宫内膜癌 🖊

▶ 简介

子宫内膜癌是发生于子宫内膜的一组上皮性恶性肿瘤, 为女性生殖道的三大恶性肿瘤之一,占女性全身恶性肿瘤的 7%。

70%~75% 的子宫内膜癌患者为绝经后女性,高发年龄为 50~60 岁。近 20 年来,随着人口平均寿命的增加及生活习惯的改变,子宫内膜癌的发病率呈持续上升和年轻化趋势。甚至在一些经济发达的城市,子宫内膜癌的发病率已跃升至妇科恶性肿瘤的第一位。

子宫内膜癌的主要临床症状是阴道不规则流血, 确诊依赖于病理学检查,临床最重要的诊断方法是诊断性刮宫。子宫内膜癌以来源于子宫内膜腺体的腺癌最为常见,根据发病年龄、相关病因、病理类型、恶性程度及预后的不同,可分为雌激素依赖型和非雌激素依赖型两型。雌激素依赖型子宫内膜癌占比较高,常见于年轻患者,恶性程度相对低,预后较好;非雌激素依赖型子宫内膜癌所占比较小, 常见于年老体瘦女性,恶性程度高,预后不良。

▶▶ 危险因素

目前已知的子宫内膜癌的主要危险因素如下。

(1)生殖内分泌失调性疾病,如无排卵性月经异常、无排卵性不孕、多囊卵巢综合征(PCOS)等。由于无周期性排卵,子宫内膜缺乏孕激素拮抗,长期的单一雌激素作用致使子宫内膜发生增生,继而癌变。

(2)肥胖、高血压、糖尿病。由于很多子宫内膜癌都伴有肥胖、高血压、糖尿病,因此将肥胖 - 高血压 - 糖尿病称为子宫内膜癌三联征,其中肥胖是子宫内膜癌的独立高危因素。有研究表明,体重指数(BMI)每增加 1 个单位(kg/m^2),子宫内膜癌的相对风险就会增加 9%。此外,糖尿病患者或糖耐量不正常者罹患子宫内膜癌的风险比正常人增加 2.8 倍。高血压者增加 1.8 倍。

(3)初潮早与绝经晚。绝经晚的女性,在来月经的最后几年中,大多为无排卵性月经,缺乏孕激素的拮抗,虽然延长了雌激素的刺激时间,但大大提高了子宫内膜癌的发病风险。

(4)不孕不育。不孕不育会增加罹患子宫内膜癌的可能性,而与之相反,每次妊娠均可一定程度降低子宫内膜癌的发病风险。此外,末次妊娠年龄越高的女性,患子宫内膜癌的概率越低。

(5)卵巢肿瘤。有些卵巢肿瘤,如卵巢颗粒细胞瘤、卵泡膜细胞瘤等,常产生较高水平的雌激素,引起月经不调、绝经后出血、子宫内膜增生等,也增加了子宫内膜癌的发病风险。

(6)外源性雌激素。有使用外源性雌激素史者,特别是无孕激素对抗雌激素替代治疗,发生子宫内膜癌的风险会明显升高。

(7)遗传因素。约 20%的子宫内膜癌患者有家族史,母亲或姐妹患子宫内膜癌的女性,其自身患病的风险大约为普通人的 1.5 倍。此外,有林奇综合征家族史的女性发生子宫内膜癌的风险也高于普通人。

(8)不良生活方式。目前已知饮酒、吸烟等不良生活方式与子宫内膜癌的发生存在一定关联性。

(9)其他。有研究表明,长期服用他莫昔芬可导致子宫内膜增生,增加发生子宫内膜癌的风险。他莫昔芬主要用于治疗乳腺癌,长期口服他莫昔芬的患者应坚持定期检查。

▶ 高危人群

子宫内膜癌的高危人群,包括无排卵性不孕患者、多囊卵巢综合征患者、初潮早或绝经晚的女性(52 岁以后绝经)、产生较高水平雌激素的卵巢肿瘤患者、长期使用单一外源性雌激素者、乳腺癌术后长期口服他莫昔芬的患者、一级亲属患子宫内膜癌的女性、有林奇综合征家族史的女性、肥胖(尤其是绝经后肥胖)的女性、高血压和糖尿病患者。

▶ 常见临床表现

1.阴道流血

少数子宫内膜癌早期可能没有任何症状,临床上难以发现。90%的子宫内膜癌以各种阴道流血为主要症状。

(1)绝经后阴道流血。90%以上的绝经后患者因阴道流血症状而就诊。阴道流血于肿瘤早期即可出现，量一般不多。因此，初次就诊的子宫内膜癌患者中，早期患者约占 70%。

（2）月经紊乱。尚未绝经的患者可表现为月经周期紊乱、经量增多、经期延长、月经淋漓不尽，甚至阴道大量出血。

2.阴道异常排液

早期可为少量浆液性或血性分泌物。晚期因肿瘤体积增大发生局部感染、坏死，可排出恶臭的脓血样液体。

3.疼痛

多为下腹隐痛不适，或为胀痛、痉挛样疼痛，可由宫腔积脓或积液引起。晚期由于癌肿浸润周围组织或压迫神经，还可出现下肢及腰骶部疼痛。

4.其他

晚期患者可触及下腹部增大的子宫，出现贫血、消瘦、发热、恶病质等全身衰竭表现。

▶ 常见检查方法

1.血液生化检查

子宫内膜癌可以出现血色素下降。因多数患者合并糖尿病、高血压或心血管疾病，需重视血糖、血脂等方面的结果，还要进行肝、肾功能检查。

2.肿瘤标志物检查

子宫内膜癌尚没有特异敏感的标志物。部分患者可出现 CA125、CA19-9、CA153、HE4 异常，对疾病诊断及术后病情监测有一定的参考价值，有子宫外癌肿的播散者，其血清 CA125 值可升高。

3.影像学检查

（1）超声检查。绝经后出血的患者要以超声作为初步检查手段。经阴道超声检查可以了解子宫大小、宫腔形状、宫腔内有无赘生物、子宫内膜厚度、肌层有无浸润、附件肿物大小及性质等，为临床诊断和处理提供参考，是最常用的无创辅助检查方法。

（2）盆腔磁共振成像（MRI）。MRI 是子宫内膜癌首选的影像学检查方法。盆腔 MRI 能够清晰显示子宫内膜及肌层结构，明确病变大小、位置，确定肌层侵犯深度，辨别宫颈、阴道、子宫体外、阴道、膀胱及直肠是否有侵犯。盆腔 MRI 还能显示盆腔内的肿瘤播散，以及盆腔、腹膜后区、腹股沟区的淋巴结转移情况，有助于肿瘤的鉴别诊断，评价化疗的效果及治疗后随诊。

（3）计算机断层成像（CT）。CT 对早期病变的诊断价值有限，其优势在于显示中晚期病变，评价病变侵犯子宫外、膀胱、直肠的情况，显示腹盆腔、腹膜后及双侧腹股沟区淋巴结转移，并显示腹腔、盆腔其他器官及腹膜的转移情况。对于有核磁禁忌证的患者应选择 CT 扫描。子宫内膜癌常规行胸部 X 线检查，必要时应行胸部 CT 检查。

（4）正电子发射计算机断层成像（PET-CT）。PET-CT 较少用于子宫内膜癌初诊患者。但存在下列情况时，可推荐有条件者在治疗前使用 PET-CT：①有临床并发症不适合行手术治疗的患者；②可能存在非常见部位的转移（如骨骼或中枢神经系统）；③活检病理提示为高级别肿瘤。

4.组织病理学检查

子宫内膜的组织病理学检查是诊断子宫内膜癌的金标准，获取子宫内膜的方法主要包括诊断性刮宫和宫腔镜下活检。

（1）诊断性刮宫。诊断性刮宫是目前最常用、最理想、最有价值的诊断方法，其优点是能获得子宫内膜的组织标本进行病理诊断。一般采用分段诊断刮宫术，分别从宫颈管和宫腔获得组织，以便了解宫腔和宫颈管情况。

（2）宫腔镜直视下活检。采用宫腔镜直视下活检可直接观察宫内及颈管内有无癌灶存在，观察病灶的外观形态、位置和范围，对可疑观察病灶进行直视下定位活检或切除，减少对早期子宫内膜癌的漏诊，适用于病变局限者。但有研究认为，该方法可能会导致癌细胞扩散，目前尚存在争议。

（3）子宫内膜活检。无须麻醉及扩张宫颈，但由于需要专用器械，国内尚未广泛推广。

（4）当出现以下情况应考虑行子宫内膜的病理学检查：①绝经后或绝经前有不规则阴道出血或血性分泌物，但并非宫颈病变者；②罹患无排卵性不孕症多年的患者；③持续阴道排液者；④影像学检查发现子宫内膜异常增厚或宫腔赘生物者；⑤对一些能产生较高水平雌激素的卵巢肿瘤患者（如颗粒细胞瘤等），也应行子宫内膜活检。

5.细胞学检查

阴道脱落细胞学检查阳性率不高，而子宫内膜细胞采集器结合液基细胞学制片技术准确性较高。

▮▶ 筛查策略

为减少子宫内膜癌的发生，女性应对子宫内膜癌的常识有足够的认识，规范生活习惯，必须在医生的指导下进行激素替代治疗。

但遗憾的是，到目前为止，针对普通人群尚没有特别推荐的子宫内膜癌常规筛查手段。因此，没有高危因素的普通人群，可以不进行筛查。但对于存在高危因素的人群，可以选择合适的方式进行检测、筛查。

超声是可选择的检查方法，主要筛查方式为经阴道或经腹超声，监测子宫内膜的厚度及异常情况。但它仅能作为一种初筛方式，不能单独应用于子宫内膜癌的筛查。子宫内膜微量组织病理检查和子宫内膜细胞学检查则是更为有效的筛查方法。血液学方面，由于子宫内膜癌没有特异性血清标志物，因此尚不存在能够常规监测的筛查指标。

▮▶ 治疗和预后

子宫内膜癌的治疗原则是以手术治疗为主，辅以放疗、化疗、激素治疗等综合治疗。手术是子宫内膜癌的主要治疗手段，除不能耐受手术或晚期无法手术的患者外，都应进行全面的分期手术。对于伴有严重内科并发症、高龄等不宜手术的各期子宫内膜癌患者，可采用放疗和药物治疗。同时，激素治疗、靶向治疗、中医药治疗等方法也有着各自的适应情况，是综合治疗的有机组成部分。总体而言，应根据患者的具体情况制订个体化的治疗方案,严格遵循各种治疗方法的使用指征,避免过度治疗或治疗不足。

子宫内膜癌若能早期发现并接受合适的治疗,往往预后较好。其预后主要与病理类型、组织学分级、肌层浸润深度、淋巴结转移及子宫外病灶情况相关。此外,患者的全身状况与治疗方案的选择也会影响预后。

▍▶ 预防措施

和其他恶性肿瘤一样,子宫内膜癌越早发现并干预,治疗效果越好。因此,女性应学习了解防癌知识,定期体检,不自行滥用雌激素。绝经后女性应重视阴道流血等异常症状,围绝经期女性应重视月经紊乱等情况,一旦发现异常及时就医,争取尽早发现、尽早诊断,并早期治疗,以收获更好的疗效。

卵巢癌 ✎

▍▶ 简介

卵巢肿瘤是指发源于卵巢的肿瘤,其中的恶性肿瘤,被统称为卵巢癌。近年来,我国卵巢癌的发病率持续攀升,目前已经是仅次于宫颈癌和子宫体恶性肿瘤的第三大妇科恶性肿瘤,严重威胁着女性的生命健康。

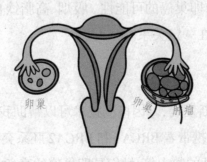

卵巢　　　卵巢肿瘤

卵巢的组织成分非常复杂,也是原发肿瘤类型最多的器官。最常见的类型是卵巢上皮性癌,约占卵巢癌的70%;其次是恶性生殖细胞肿瘤,约占20%;再次是性索间质肿瘤,约占5%。此外,胃肠道、乳腺及其他生殖器官的原发肿瘤还可能转移至卵巢,形成继发性卵巢癌。

早期卵巢癌一般缺乏典型症状,常在妇科检查中偶然发现,也有一些患者可能出现腹胀等表现,并可能自己触及腹部肿块。但当患者因发现症状而就诊时,大部分已属于晚期。卵巢癌的整体预后并不理想,但随着治疗技术的发展,若能早期发现、早期治疗,有很多患者能收获良好的疗效。

▶ 危险因素

卵巢癌的病因目前仍不明确,不过根据目前的研究,可以发现一些可能与卵巢癌发生有关的因素。

(1)遗传因素。5%~10%的卵巢上皮癌有遗传基因的异常。携带BRCA1和 BRCA2 胚系基因突变的女性发生卵巢癌的风险分别为 54%和 23%。有林奇综合征、Li-Fraumeni 综合征家族史的女性也是卵巢恶性肿瘤的高危人群。

(2)子宫内膜异位症。卵巢子宫内膜样癌和透明细胞癌可能来源于子宫内膜异位症的病灶恶变。

(3)持续排卵。持续排卵会使卵巢表面反复经历损伤和修复的交替,在修复的过程中增加卵巢表面细胞突变的可能性。

(4)其他因素。有研究表明,雌激素和雄激素可能对卵巢上皮细胞有刺激作用,增加患卵巢癌的可能性。吸烟、高脂饮食、肥胖等因素可能与卵巢癌的发生存在一定关系。

▶ 高危人群

随着医学的不断发展,基因检测技术可以帮助我们筛选出一些卵巢癌的高风险人群。如携带着 BRCA1 和 BRCA2 胚系突变的女性,患卵巢癌的可能性是普通女性的数十倍,她们是卵巢癌的高危人群。此外,有林奇综合征、Li-Fraumeni 综合征家族史的女性也是卵巢癌的高危人群。

▶ 常见临床表现

1.卵巢上皮癌

卵巢上皮癌多见于绝经后女性,多为双侧发病。由于卵巢位置较深,早期一般没有特异性症状, 难以发现。晚期随着肿瘤的增大和腹水的出现,可能出现下腹不适、腹胀、食欲下降等症状,也有一些患者会出现短期内的腹部突然胀大。肿块可能会压迫周围器官,引起大小便次数的增加。若出现胸腔积液,还可能引起气短、难以平卧等表现。如果出现淋巴结转移,则可能在腹股沟、锁骨上方等部位触及肿大的淋巴结。

2.恶性生殖细胞肿瘤

卵巢恶性生殖细胞肿瘤常见于年轻女性,多为单侧发病。一般在早期即可出现腹部包块、腹胀等临床表现,还有可能因肿瘤内出血或坏死感染而出现发热,因肿瘤扭转、破裂而出现突发急性腹痛等表现。

▶ 常见检查方法

1.影像学检查

(1)超声检查。超声检查简便、廉价、无辐射,是卵巢癌筛查的首选方法,不仅能发现肿瘤,还能对肿瘤的良恶性质进行初步判断,也能评估卵巢癌是否有周围侵犯、转移等情况发生。经阴道超声检查有着更好的敏感性和特异性,但当肿瘤过大时,经腹部超声检查也是必要的补充。

(2)CT 检查。腹盆腔 CT 扫描是卵巢癌最常用的检查方法,对于评价肿瘤的范围与转移情况有重要意义,对辅助临床分期也很有价值。但 CT 对早期卵巢癌的检出率并不理想。

(3)盆腔 MRI 检查。MRI 善于分辨软组织,鉴别良、恶性肿瘤的准确率可达 90%,也有助于判断盆腔肿物的起源,并辅助 CT 进行卵巢癌的分期。

(4)单光子发射计算机断层扫描(SPECT)。SPECT 全身骨显像主要用于卵巢癌骨转移的诊断。

（5）PET-CT 检查。PET-CT 能够反应病灶的代谢状况,对于良恶性质的鉴别与肿瘤的分期都有良好的作用,也有助于发现隐匿的转移灶。但由于价格昂贵,一般不作为常规检查。

2.肿瘤标志物检查

（1）CA125。CA125 是卵巢癌最常用的肿瘤标志物,也是浆液性卵巢癌的首选肿瘤标志物,对于绝经后人群的应用价值更高。

（2）HE4。HE4 是 10 余年来开始在临床中应用的一种肿瘤标志物,对卵巢癌诊断的特异性高于 CA125。

（3）ROMA 指数。ROMA 指数是按照一定数学模型,综合计算 CA125 和 HE4 及患者绝经状态后得出的数值,可以优化单纯 CA125 和 HE4 检查结果的敏感性与特异性。

（4）其他。甲胎蛋白、人绒毛膜促性腺激素、神经元特异性烯醇化酶、乳酸脱氢酶等指标对一些类型的卵巢癌有一定的参考意义。

3.病理学检查

病理学检查是诊断卵巢癌的金标准。合并腹水或胸腔积液的患者,可在这些液体中发现癌细胞。对于临床高度怀疑卵巢癌的患者,可通过手术获取标本以行病理学检查。

4.胃肠镜检查

胃肠道肿瘤可能发生卵巢转移,尤其对于 CA19-9、CEA 明显升高较年轻的患者,应行胃肠镜检查,以排除胃肠道转移性肿瘤。

5.腹腔镜手术

腹腔镜手术是一种微创手术,在条件允许的情况下,可以经腹腔镜行探查活检,避免不必要的开腹手术。

▶ 筛查策略

卵巢癌的早期诊断具有重要意义。但遗憾的是,以目前的技术手段,CA125、经阴道超声单独筛查及两者的联合,虽有一定的筛查意义,但均不能达到满意的筛查效果。可在普通人群中推广的筛查方法,还需要进一步的探索。

BRCA1 和 BRCA2 胚系突变携带者是卵巢癌的高危人群。目前,我们可以通过采集外周血或唾液标本,对 BRCA1、BRCA2 胚系突变进行筛查。对于 BRCA 突变携带者,在未完成生育前,推荐从 30~35 岁起开始定期进行包含盆腔检查、血 CA125 检查和经阴道超声检查的联合筛查。

▶ 治疗和预后

卵巢癌的主要治疗手段是手术和化疗。绝大部分患者需要接受手术联合化疗等综合治疗,才能收获最佳疗效。

(1)手术治疗。手术在卵巢恶性肿瘤的治疗中有着非常重要的初始意义,手术可以切除肿瘤、明确肿瘤的具体类型和分期、判断肿瘤的预后并指导综合治疗方案的制订。

(2)化学治疗。化疗是治疗卵巢上皮癌的主要手段,目前的一线化疗包括术后辅助化疗和新辅助化疗(即术前化疗),新辅助化疗以紫杉醇联合卡铂为首选。

(3)靶向治疗。目前已经在欧美国家上市的靶向治疗药物主要有奥拉帕利、尼拉帕尼和卢卡帕尼。而贝伐珠单抗作为抗血管生成药物之一,在卵巢癌的一线治疗、铂敏感复发、铂耐药复发的治疗中均有价值。

(4)免疫治疗。免疫治疗是肿瘤治疗的研究热点,虽然目前大多还处于Ⅰ、Ⅱ期临床研究阶段,但一些新的研究成果已经为卵巢癌的治疗开辟了新方向,其成果与前景值得期待。

(5)放射治疗。放疗不是卵巢癌治疗的主要手段,目前仅用于部分复发卵巢癌的姑息性治疗。若肿瘤比较局限,但手术难以切除,化疗效果也不佳,可以考虑使用放疗。

(6)激素治疗。对于无法耐受化疗或化疗无效的复发患者,可考虑使用性激素类药物进行治疗。

(7)中医中药治疗。正规的中医辨证论治,有助于加快术后机体恢复、增强放化疗效果、减少不良反应、提高生活质量。

（8）预后。I期卵巢癌患者5年生存率可超过90%。但是当卵巢病变处于早期时，卵巢深处盆腔常无特异临床症状。当因出现症状而就诊时，70%的患者已处于晚期。由于具有起病隐匿、难以发现的特点，卵巢癌的预后总体并不理想。但随着近年来治疗手段尤其是化疗技术的发展，这一情况已经有所改善。

▶ 预防措施

首先，普通女性要建立良好的生活习惯，合理饮食，适当运动，保持正常体重，保持心情愉悦，戒除烟酒及其他不良生活习惯，切勿自行滥用雌激素类药物。此外，与其他癌症一样，越早发现卵巢癌并加以干预，其治疗效果越好。因此，女性应学习了解防癌知识，定期体检，一旦发现异常，应立即前往医院就诊，尽早发现、尽早诊断、尽早治疗，以收获更好的疗效。

甲状腺癌 ✐

▶ 简介

甲状腺癌是内分泌系统和头颈部肿瘤中最常见的恶性肿瘤。每年甲状腺癌新发病例占所有癌症发病的1%~5%。自20世纪90年代起，世界大多数地区甲状腺癌的发病率呈持续上升趋势，引起广泛关注。

2012年全球肿瘤流行病统计数据（GLOBO-CAN 2012）显示，亚洲的甲状腺癌发病率和死亡率均居全球首位。据2016年全国肿瘤登记处数据显示，2013年我国甲状腺癌发病率为10.58/10万，其中男性为5.12/10万，女性为16.32万/10万。全国甲状腺癌死亡率为0.48/10万，其中男性为0.33/10万，女性为0.63/10万。从地域分布上看，东部沿海城市和经济发达地区的发病率明显高于内陆地区。

甲状腺发病有明显的性别倾向，多见于女性，女性发病率为男性的2~4倍。在世界大多数地区，男性和女性的甲状腺癌发病率均呈持续上升趋势,女性发病率的上升更为显著,不同性别甲状腺癌的死亡率变化不明显。

2010年的数据显示,从年龄分布上看,甲状腺癌发病率从15岁开始上升,女性于45~54岁达到顶峰,男性于60~64岁达到顶峰。因此,甲状腺癌已经成为危害我国沿海地区居民,尤其是中青年女性身体健康的重大疾病。

▶▶ 危险因素

(1)电离辐射。电离辐射是目前唯一被证实的甲状腺癌外源性致病因素,也被认为是儿童和青少年甲状腺癌发病的主要致病因素。电离辐射可诱导基因突变或者增加可遗传的基因缺陷,导致癌变。电离辐射也能在一定程度上杀伤甲状腺细胞,导致甲状腺功能减退,促进甲状腺激素水平升高,从而促使具有潜在恶性的甲状腺滤泡上皮细胞增殖癌变。

(2)化学因素。化学因素是环境致癌中最主要的因素,主要来自不良的生活习惯和不良的生活环境。少数为直接致癌物(亚硝胺、内酯、硫酸酯、烯化环氧化物、芥子气、氮芥、活性卤代烃等),可直接作用于DNA而导致癌变。多数化学物质为间接致癌物,经体内代谢酶活化成为终致癌物,包括天然的黄曲霉素、烟草、槟榔等和人工合成的多环芳烃、杂环芳烃、喹啉、硝基呋喃、硝基杂环等。另外,还有一类化学物质为促癌物质,本身没有致癌作用,但可显著增加致癌物的致癌作用,如激素、酚、某些药物等。

(3)碘摄入量。碘是人体必需的微量元素,是合成甲状腺激素的主要原料。碘摄入过量或碘缺乏都可以引起甲状腺疾病。但是碘摄入量与甲状腺癌的关系仍存在较大争议。多数研究显示,碘过低与甲状腺滤泡癌相关,而碘过高与甲状腺乳头状癌相关。然而,目前尚无明确证据显示碘干预是导致甲状腺癌发病率上升的主要原因。在世界范围内,无论碘摄入过高、稳定还是碘缺乏地区,甲状腺癌的发病率均显著上升。因此,科学合理补碘,维持人体正常所需尤为重要。

（4）性别和女性激素。甲状腺癌发病有明显的性别倾向，女性发病率是男性的 2~4 倍，尤其多发生在育龄期女性。研究发现，分化型甲状腺癌组织中可检测到雌激素受体，提示雌激素可能在甲状腺癌发生过程中起到了一定的作用。

（5）肥胖。肥胖日益成为严峻的世界性问题。肥胖可能通过胰岛素抵抗，增加血清促甲状腺激素水平，多种炎性因子及脂肪因子的异常表达，伴发血糖、血脂异常而增加甲状腺癌患病风险。资料显示，肥胖使甲状腺癌的发病风险增加 9%。

（6）致癌基因。对甲状腺癌分子病因学的研究发现，与甲状腺癌相关的基因有 10 余种，包括 RET、BRAF、RAS、p53、PTEN 等。与其他恶性肿瘤不同，在甲状腺癌中，单基因突变也可致病。不同的基因突变，可能与甲状腺癌不同的亚型相关。

（7）遗传易感性。甲状腺癌存在一定的遗传易感性，多数与遗传基因相关，也称为遗传性甲状腺癌。遗传性甲状腺癌占甲状腺髓样癌的 25%~30%，占非甲状腺髓样癌的 5%~10%。另外，还有少数遗传性甲状腺癌属于其他癌症综合征的一部分。

（8）桥本甲状腺炎（HT）。HT 是自身免疫性甲状腺炎，也称为慢性淋巴细胞性甲状腺炎，是最常见的甲状腺炎性疾病。早在 1955 年，Dailey 等首先报道了 HT 和甲状腺乳头状癌之间的联系。此后，流行病学研究和临床研究均提供了 HT 增加甲状腺乳头状癌风险的证据。但也有资料显示，伴有 HT 的甲状腺乳头状癌具有临床分期早、腺叶外侵较少、淋巴结转移较少等预后较好的特征。

（9）良性甲状腺疾病与甲状腺癌。一些甲状腺良性疾病可能与甲状腺癌相关。腺瘤样甲状腺肿和功能亢进性甲状腺肿，可能合并甲状腺癌；甲状腺腺瘤，偶可发生癌变；结节性甲状腺肿，也可能是甲状腺癌的危险因素。

▶▶ **高危人群**

甲状腺癌早期发病隐匿,多无明显症状,为改善患者预后,把握最佳治疗时机,具有以下情况者应高度重视。

(1)童年期有头颈部放射线照射史或放射线尘埃接触史。

(2)由于其他疾病,接受过头颈部放疗。

(3)有分化型甲状腺癌(DTC)、甲状腺髓样癌、多发性内分泌腺瘤病2(MEN2)、家族性多发性息肉病及某些甲状腺癌综合征(Cowden综合征、Carney综合征、Werner综合征和Gardner综合征等)既往史或家族史。

(4)甲状腺结节>1cm,且生长迅速,或半年内增长到1cm以上。

(5)甲状腺结节>1cm,伴持续性声音嘶哑、发声困难、吞咽困难或呼吸困难,并可排除声带病变(炎症、息肉等)。

(6)甲状腺结节>1cm,伴有颈部淋巴结肿大。

(7)降钙素异常升高。

▶▶ **常见临床表现**

颈部无痛性肿块是甲状腺癌最常见的临床表现,多为患者无意中发现或体检时发现。近年来,随着颈部超声检查的应用,甲状腺癌的检出率越来越高,以下为甲状腺癌的常见典型体征。

(1)颈前无痛性的肿物或结节。

(2)突然出现的声音嘶哑。

(3)颈部出现肿大淋巴结。

(4)出现吞咽及呼吸困难。

应当强调的是,仅仅依靠以上症状并不能诊断为甲状腺癌,究竟是不是癌症,还需要穿刺活检或者组织病理学检查加以证明。目前,在甲状腺单发肿物中,恶性肿瘤所占比例为10%~25%。因此,颈前单发肿物应引起高度重视。

常用检查方法

1.临床检查

甲状腺触诊是甲状腺癌筛查最基本的方法，但它在很大程度上受到甲状腺癌肿块大小的影响，1cm以下的甲状腺肿物，检出率仅仅为10%~30%。

2.甲状腺超声检查

甲状腺超声检查为无创性检查，也是甲状腺癌筛查的首选方法。超声除了可以明确甲状腺肿物的大小、边界、质地外，还可以初步判定肿物的良恶性，有无局部淋巴结转移等。另外，经超声定位，行细针穿刺细胞学检查，有助于甲状腺肿物的病理诊断。

3.同位素扫描

同位素扫描主要了解甲状腺的大小、位置、功能状态，并以此为依据判断甲状腺肿瘤的良恶性。但此种检查有一定的放射性，在怀孕期间不建议做此项检查。

4.CT和MRI检查

CT和MRI检查可明确显示病变范围，尤其对胸内扩展的病变范围及与邻近大血管的关系，为制定治疗方案提供可靠依据。

5.肿瘤标志物

（1）降钙素。甲状腺髓样癌常伴有血清降钙素（CT）水平异常升高，对甲状腺髓样癌的早期诊断、治疗监测、判断手术效果、观察肿瘤复发等具有重要意义。血清癌胚抗原（CEA）在某些甲状腺髓样癌患者体内也有一定程度的升高。两者联合应用，有利于甲状腺髓样癌的早期诊断。

（2）半乳糖凝集素-3（Gal-3）。Gal-3在甲状腺滤泡癌和甲状腺乳头状癌中高表达，是甲状腺滤泡状癌和乳头状癌诊断的重要指标，也可以作为细针穿刺诊断的辅助手段。

（3）间皮瘤抗原-1（HBME-1）。HBME-1在分化型甲状腺癌中呈高表达，是鉴别良恶性病变敏感而准确的标志物，与其他肿瘤标志物联合应用,可有助于甲状腺乳头状癌的鉴别诊断。

(4)细胞角质蛋白 19 片段(CK-19)。CK-19 在正常甲状腺滤泡中为局灶性表达,而在甲状腺乳头状癌中呈弥漫性强阳性表达,具有较高的敏感性。尽管 CK-19 的特异性不高,但是在联合其他肿瘤标志物进行检测时,有较高的敏感性及特异性,对甲状腺癌的诊断有重要意义。

(5)血清甲状腺球蛋白(Tg)。Tg 是分化型甲状腺癌关键的血清学指标,在分化型甲状腺癌的术前诊断及术后监测中均起到非常重要的作用。术前 Tg 水平能够作为超声和细针穿刺细胞学检查甲状腺结节的辅助指标,尤其对术前超声及 FNBA 无法明确诊断的滤泡性肿瘤,血清 Tg 水平具有很大的恶性诊断价值。

除上述生物标志物以外,其他如血管内皮生长因子(VEGF)、人表皮生长因子(hEGF)、β-联蛋白(β-catenin)和组织蛋白酶(Cathepsin)等相关的分子标志物也值得关注。已经发现的与甲状腺癌相关的分子标志物众多,但目前尚未发现针对甲状腺癌完全特异性的标志物。

6.PET-CT

PET 能从分子水平对疾病做出诊断,而 CT 则可以显示人体精密的解剖结构。PET-CT 将功能图像和解剖图像进行了精密的有机融合,可一次性全面评估潜在区域转移淋巴结及远处转移灶、完善分期、区分良恶性鉴别及术后评估,是目前肿瘤辅助诊断中最先进的手段。

7.基因诊断

目前发现与甲状腺肿瘤发生相关的基因有 BRAF、RET、RAS、p53、PTEN 等 10 多种,基因相关的分子病理诊断对甲状腺肿瘤的精准治疗有着非常重要的意义。

8.病理检查

病理学检查是诊断甲状腺癌的金标准,主要包括细针穿刺活检、切取活检和手术切除活检。细针穿刺活检是指利用细针穿刺病变部位,吸取其细胞、组织成分而制作成涂片、细胞蜡块,观察病理改变,推测病变性质的细胞病理学检查方法。巨大肿物需明确诊断,倘若患者无明显呼吸困难,可行细针吸取病理学活检或者局部切检。可切除的甲状腺肿块,一般不做术前活检,可直接行手术切除。若怀疑恶性,在术中可行快速冰冻病理检查明确肿物的良恶性,再决定下一步手术方案。

▶ 筛查策略

目前,没有任何专业的协会或组织推荐常规一般人群的甲状腺癌筛查方法。美国癌症协会建议不采用触诊筛查甲状腺癌。美国家庭医师学会不建议利用超声筛查无症状个体甲状腺癌。

1.一般人群

美国预防服务工作组(USPSTF)建议:不推荐临床常规行甲状腺癌筛查,对无症状成人行甲状腺癌常规筛查持否定态度。USPSTF认为,甲状腺癌筛查的净获益为负。USPSTF不推荐对无症状成人进行甲状腺癌筛查(D级推荐,其含义为:至少有尚可的科学证据提示该医疗行为的潜在风险超过潜在获益,否则临床医生不应该向无症状的患者常规实施该医疗行为)。此推荐不适用于有甲状腺癌症状的患者,包括喉咙相关症状(如嘶哑、疼痛和吞咽困难),以及颈部相关表现(如颈部肿块、肿胀和不对称)。

2.高危人群

高危人群进行甲状腺筛查要同时进行功能学检查和形态学检查。常规的项目是甲状腺功能化验、甲状腺触诊和甲状腺超声。

筛查建议:颈部触诊每年1次,颈部超声检查和甲状腺功能检测,每2年1次。

3.特殊人群

对于女性特殊时期(孕前或哺乳结束后),建议分别进行1次颈部超声检查和甲状腺功能检查。伴有心悸的老年人,常规行甲状腺功能检查。

▶▷ 治疗和预后

甲状腺癌的治疗以外科手术为主,辅以 I^{131} 治疗、内分泌治疗、靶向治疗等综合治疗。甲状腺癌并不是不治之症,大多数是可以治愈的。

甲状腺癌的预后主要取决于甲状腺癌的病理类型、临床分期、是否行规范化治疗等因素。早诊早治及规范治疗可以改善甲状腺癌患者的预后。甲状腺癌分为甲状腺乳头状癌(PTC)、甲状腺滤泡癌(FTC)、甲状腺髓样癌(MTC)及甲状腺未分化癌(ATC),其中 PTC 和 FTC 合称为分化型甲状腺癌(DTC),其中 PTC 最为常见,占甲状腺癌的 80%~90%,预后好。FTC 易发生血液转移,但在治疗及时或手术彻底的情况下,预后也较好。MTC 预后较差;ATC 癌恶性度最高,发展极快,疗效极差。此外,还有极少数为甲状腺转移癌或淋巴瘤。

▶▷ 预防措施

1.一级预防

保持心情舒畅,培养良好的生活方式,坚持体育锻炼,积极参加社交活动等均有利于降低甲状腺癌的发病风险。高碘地区居民,不要过多摄入高碘食物及刻意补碘;缺碘地区居民,要科学合理补碘。高危人群要避免接受放射线照射,避免与已知致癌物质接触,加强甲状腺癌相关的科普教育。

2.二级预防

提高重视,早发现、早诊断、早治疗,可有效改善甲状腺癌患者的预后。定期对甲状腺癌高危人群或甲状腺癌高发区人群进行甲状腺癌筛查和专业指导,提高早期甲状腺癌的检出率,减少不必要的医疗资源消耗,延长总体生存期。

3.三级预防

对已确诊为甲状腺癌的患者要进行积极综合治疗,提高治愈率、缓解痛苦、改善生活质量、延长生存期。

鼻咽癌 ✐

▐▶ 简介

鼻咽癌是一种常见于头颈部的上皮细胞恶性肿瘤，在耳鼻喉科的恶性肿瘤中，发病率居于首位。鼻咽位于咽的上 1/3 处，在颅底和软腭之间，连接鼻腔和口咽，属于呼吸通道。鼻咽癌好发于鼻咽腔的顶部和侧壁。

鼻咽癌的发病具有明显的地区差异，我国华南地区特别是广东省，是世界上鼻咽癌最高发的地区，发病率为 0.35‰~0.4‰，而华北、西北地区的发病率则明显低于南方。

鼻咽癌以男性患者居多，男女比例约为 2.4：1。在高发地区，一般从 30 岁开始，发病人数明显上升，在 40~59 岁达到高峰，此后则逐渐降低。

根据世界卫生组织（WHO）的标准，鼻咽癌可以分为角化性鳞状细胞癌（WHO Ⅰ 型）、非角化性癌及基底样鳞状细胞癌。其中，非角化性癌又包含分化型（WHO Ⅱ 型）和未分化型（WHO Ⅲ 型）。

▐▶ 危险因素

目前，公认鼻咽癌的发生是遗传因素、环境因素、EB 病毒感染、饮食习惯和健康行为相互作用的结果。

（1）遗传因素。从鼻咽癌高发的地域差异及人种差异不难看出，遗传因素是鼻咽癌重要的致病原因，很多鼻咽癌患者均有家族患癌史，且鼻咽癌的家族遗传呈垂直及水平发生倾向，属于一种多基因遗传病。

（2）EB 病毒感染。目前，已公认鼻咽癌的发生与 EB 病毒具有密切的关系。在各种不同类型的鼻咽癌组织中，均存在 EB 病毒的 DNA 和 EB 病毒基因表达产物。病情严重时，效价水平会随之升高，反之则会下降。因此，在鼻咽癌的诊断过程中，通常将 EB 病毒抗体作为一种重要的辅助诊断方法。

（3）腌制食品。流行病学的调查研究发现,饮食习惯也可能与鼻咽癌的发病有着密切关系。例如,广东属于鼻咽癌的高发地区,或许与其地方饮食中嗜食高盐食品(如咸鱼、鱼干、腊肉等)有关。高盐类腌制食品含有大量的亚硝酸盐,长期食用会在人体中产生致癌物质(亚硝胺类化合物)。

（4）吸烟。很多研究证实,吸烟是鼻咽癌的危险因素,其发生率比不吸烟者高 2~4 倍,并且和吸烟量及吸烟持续时间成正比。因此,提高健康意识,戒烟、戒酒,养成良好的生活和饮食习惯,有利于鼻咽癌的防治。

（5）居住环境中的烟尘暴露。居住环境中炉灶产生的烟尘与鼻咽癌的发生有一定的关系,房屋矮、有烟囱、无独立厨房均是导致鼻咽癌的危险因素。

（6）工作环境中粉尘、烟和化学蒸汽的暴露。职业环境中一些特殊的化学物质与鼻咽癌的发生有关系,如甲醛、氯酚、硫酸蒸汽,呈剂量依赖关系。

（7）耳鼻咽喉病史。在我国北方的调查中发现,慢性耳鼻喉疾病是鼻咽癌的一个危险因素。

▶▶ 高危人群

鼻咽癌的高危人群,包括中年男性、有鼻咽癌家族史的人群、居住于高发地区的人群。在筛查中 EB 病毒抗体呈阳性、滴度升高者,同样也为高危人群。

▶▶ 常见临床表现

早期鼻咽癌可无症状或症状轻微,易被患者忽略,仅在常规体检或普查中发现,甚至有的病例在出现颈淋巴结转移后才被发现,待出现明显症状时往往意味着病变进入晚期。鼻咽癌典型的临床表现一般可归纳为"七大症状、三大体征",七大症状包括血涕、耳鸣及听力下降、鼻塞、头痛、面部麻木、复视、张口受限等;三大体征包括鼻咽肿物、颈部肿块、脑神经麻痹等。由于鼻咽肿瘤的原发部位、大小、外侵及转移部位等情况不同,其临床表现也不尽相同。

(1)血涕。血涕占初发症状的 30% 左右,确诊时超过 70% 的患者有此症状。无论原发于鼻咽哪一壁的肿瘤都可因肿瘤表面丰富的小血管破裂、肿瘤表面糜烂或溃破而表现为回吸性血涕或涕中带血,尤以清晨起床后回吸血涕更有诊断意义。当鼻咽部肿瘤伴有大块坏死、脱落或深大溃疡时,可出现鼻咽大出血。

(2)耳鸣及听力下降。鼻咽癌的好发部位为咽隐窝。因此,单纯一侧的耳闷、耳鸣也是鼻咽癌较早期的临床表现之一,占初发症状的 30% 左右,确诊时约 80% 的患者有此症状。听力检测常表现为传导性耳聋,易被误诊为中耳炎。

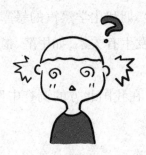

耳鸣及听力下降

(3)鼻塞。原发于鼻咽顶壁、侧壁的肿瘤逐渐增大可堵塞或侵入后鼻孔和鼻腔,引起进行性加重的单侧或双侧鼻塞,严重时可致张口呼吸。该症状占初发症状的 10%~20%,确诊时约 40% 的患者有此症状。

(4)头痛。头痛多表现为持续性一侧为重的偏头痛,少数为颅顶、枕后或颈项部痛,约占初发症状的 20%,确诊时 50%~70% 的患者伴有头痛。头痛的主要原因有感染、肿瘤压迫血管神经、脑水肿、颅内高压等。

(5)面部麻木。15%~27% 的患者有面部麻木症状,原因是三叉神经受侵、受压引起的浅感觉异常,包括三叉神经分布区皮肤有蚁爬感、触觉过敏或麻木。

（6）复视及眼部表现。复视及眼部表现占鼻咽癌患者的 10%~16%，鼻咽部肿瘤可侵及眶内、颅底、眶尖及支配眼外肌的神经，引起复视、视力下降、眼球运动受限、眼睑下垂等症状。

（7）张口困难。张口困难为鼻咽癌晚期症状，一般为肿瘤侵及翼内肌、翼外肌及翼腭窝所致。

鼻咽癌淋巴结转移的概率非常高，初诊时以颈部肿块为主诉的病例占 40%~50%，确诊时的颈部淋巴结转移可达 70%以上。颈部淋巴结转移一般无明显症状，增长较快时局部可有胀感，若转移肿块侵及周围血管神经可出现疼痛、发作性突然晕厥等表现。

▐▶ 常见检查方法

（1）光导纤维鼻咽（喉）镜检查。光导纤维鼻咽（喉）镜检查是目前最有效的检查工具，可以清楚观察到鼻腔及鼻咽腔内黏膜病变并在直视下咬取活体组织，进行病理组织学检查以明确诊断。

（2）原发灶及颈部淋巴结活检。肿瘤组织活检是确诊鼻咽癌的唯一定性手段。在鼻咽和颈部都有肿块的情况下，首选鼻咽，因为鼻咽活检方便、快捷、损伤小。鼻咽重复活检病理呈阴性或鼻咽未见明确病变时才做颈部淋巴结的活检。

（3）实验室检查。鼻咽癌的发生与 EB 病毒感染密切相关，临床上常检测 EB 病毒 VCA-IgA 和 EA-IgA 抗体，若抗体滴度升高，则鼻咽癌发生的可能性升高，应进一步做鼻咽镜检查，以尽早发现病变。EBV 检测也在临床上应用，一般用于鼻咽癌的预后评估。

（4）CT 检查。用 CT 行鼻咽部位检查以观察病变。对比剂强化后病变与周围组织的分界显示更清楚。CT 在显示颅底骨皮质破坏和颈部淋巴结检查方面更有优势。

（5）MRI 检查。MRI 是鼻咽癌最有价值的影像学检查方法，可更清楚地显示软组织肿物、淋巴结肿大、颅底各天然孔道的肿瘤侵犯情况、颅底各组织的病变情况及脑实质的病变。

(6)超声影像检查。超声影像检查是评价鼻咽癌颈部淋巴结转移的常规检查方法,该方法能够判断是否有淋巴结转移,诊断的符合率约为95%。腹部超声常用于观察肝肾等脏器,是观察是否有远处转移的常规检查项目,具有简单、快捷、无损伤的优势。

(7)放射性核素检查。放射性核素检查常用于对骨结构的扫描,灵敏度高,可以在骨转移症状出现前 3 个月检测出来,是中晚期患者评估远处转移的常规检查方法。

(8)PET-CT 检查。PET-CT 检查可观察全身远处器官转移情况,同时能弥补 MRI 在判断颈部淋巴结转移方面的不足。

▶ 筛查策略

我国鼻咽癌的分布有着非常明显的地域性,因此,在广东、广西等地区开展鼻咽癌的筛查工作有着非常重要的意义。

在高发地区,30~59 岁的居民应定期参加鼻咽癌的筛查。筛查方案先以头颈部检查及 EB 病毒抗体(VCA-IgA)检测为初筛手段,阳性者再进一步进行血清学检查和鼻咽镜检查,以组织病理学为确诊的最终依据。

▶ 治疗和预后

放疗是鼻咽癌的主要治疗手段,也是治疗未播散鼻咽癌的基本方法。由于鼻咽部解剖的特殊性,手术并不适用于鼻咽癌的初治,仅限于治疗残余病灶或复发的挽救。

(1)早期鼻咽癌的治疗。早期鼻咽癌的治疗方法为放疗,依靠现行的放疗技术,5 年的无远处转移生存率可达 92%~94%。

(2)局部晚期治疗(Ⅲ期、ⅣA/B 期)。局部晚期鼻咽癌的标准治疗方法为同步放化疗,与单纯放疗相比可大幅提高局部区域治愈率;诱导或辅助化疗可改善疗效,降低远处转移风险,提升治疗效果。晚期鼻咽癌患者应在根治性放疗的同期给予全身化疗。

（3）复发性和转移性病变治疗。对局部复发的病例，推荐局部手术治疗和（或）放化疗。当挽救性治疗效果不佳，或患者已经发展至远处转移时，可选择姑息性化疗。

（4）靶向治疗。在靶基因检测中，超过90%的鼻咽癌患者可发现表皮生长因子受体（EGFR）呈现高表达，且与肿瘤预后不良、高转移和放疗抵抗等密切相关。在我国，常用的药物包括西妥昔单抗（CTX）、尼妥珠单抗（NTZ），均为抗EGFR单克隆抗体。

（5）手术治疗。鼻咽部解剖结构复杂，毗邻重要的血管、神经、器官，难以行根治性切除，残存的肿瘤组织更容易发生蔓延及转移。因此，长期以来，手术仅用于局部复发鼻咽癌及颈部淋巴结的清扫。但目前在很多情况下，鼻内镜手术不仅可以完整切除位于鼻咽腔内的肿瘤，还可以切除向咽旁、颅底等部位侵犯的肿瘤，进一步扩大复发鼻咽癌的手术适应证。

▐▶ 预防措施

鼻咽癌的预防同样遵循着肿瘤的三级预防原则。

1.一级预防

一级预防即病因预防。日常生活中要改变不良生活方式，合理营养膳食，多吃新鲜蔬菜、水果，少食用腌制、烧烤的食物，戒烟酒，注意职业暴露，保持乐观心情。

2.二级预防

二级预防即早发现、早诊断、早治疗。尤其对于鼻咽癌这类恶性肿瘤，定期筛查有着重要意义，早期的发现、治疗意味着更好的疗效。

3.三级预防

三级预防即正确治疗。通过已病防变、及时康复，提升患者的生活质量。

前列腺癌 🖊

▐▶ 简介

前列腺癌是常见于老年男性的恶性肿瘤，其发病率有明显的地区和种族差异。在全球范围内，欧美国家的前列腺癌发病率最高，居男性实体恶性肿瘤首位，亚洲前列腺癌发病率远低于欧美。近年来，我国前列腺癌发病率呈显著上升态势，发病率的年增长速度超过 5%，增长率位居所有肿瘤的第二位。这与人均寿命的延长、饮食结构的改变及诊断技术的提高有关。由于超过 70% 的患者确诊时已属于中晚期，因此，与欧美发达国家相比，我国前列腺癌的死亡率长期居高不下。

▐▶ 危险因素

当前，家族史是前列腺癌较为明确的危险因素。单个一级亲属患前列腺癌，本人患前列腺癌的风险会增加 1 倍以上。有阳性家族史的患者，其确诊年龄提前 6~7 年。目前，全基因组关联分析已经识别出超过 160 个易感基因位点，可以解释超过 30% 的前列腺癌家族风险。已有多个研究证实，BRCA1、BRCA2、MMR、HOXB13、CHEK2 和 NBS1 基因携带者的前列腺癌发病风险会升高。部分研究表明，BRCA2 携带者 65 岁前患前列腺癌的概率高达 15%。

其余危险因素尚未完全阐明，可能与环境、食物、肥胖、性激素等因素有关。

（1）过多的动物脂肪摄入有可能促进前列腺癌的发生、发展。研究显示，双氢睾酮等雄激素在前列腺癌发生过程中起到重要作用。

（2）番茄、绿茶富含硒及维生素 E 等物质，含有抗氧化活性成分，被认为可能是前列腺癌潜在的保护因素。黄豆含有植物雌激素，或许可以通过食用黄豆改变男性体内的激素环境，以降低前列腺癌的发生风险。

（3）一些研究表明，射精频率、性伴侣数量可能与前列腺癌的发病相关。每周射精 2~4 次患前列腺癌的风险最低。性伴数量越多的男性患前列腺癌的风险越大。

病理类型

95% 以上的前列腺癌为腺泡腺癌，起源于腺上皮细胞，其他少见的类型包括鳞癌、导管腺癌、黏液腺癌、小细胞癌等。

前列腺癌的组织学分级是根据腺体分化程度和肿瘤的生长形态来评估其恶性程度的工具，其中以 Gleason 分级系统应用最为普遍，与肿瘤的治疗预后有最佳相关性。在 Gleason 分级系统中，以不同形态、结构肿瘤成分的占比为依据，将肿瘤分为主要分级区和次要分级区，各区的 Gleason 分级为 1~5 级。Gleason 评分为主要及次要肿瘤区分级之和，范围为 2~10 分。根据 Gleason 评分小于或等于 6、等于 7、大于或等于 8 将患者分为低危组、中危组和高危组，评分越高，预后越差。

临床表现

前列腺癌患者好发于老年男性。早期前列腺癌多数没有明显的临床症状，常发现于体检，或者在其他非前列腺癌手术后，通过病理检查发现（如良性前列腺增生手术）。随着肿瘤的生长，前列腺癌可表现为下列症状。

（1）下尿路梗阻症状。如尿频、尿急、尿流缓慢、排尿费力，甚至出现尿潴留或尿失禁等症状。

（2）转移症状。如前列腺癌可经血行、淋巴扩散或直接侵及邻近器官（如精囊、膀胱等）而引起相应症状。最常见的转移部位是淋巴结和骨骼，其他部位包括肺、肝、脑、肾上腺等。前列腺癌出现骨骼转移时可以引起骨痛、脊髓压迫病理性骨折等症状。

（3）其他晚期症状。如贫血、衰弱、下肢水肿、排便困难等。

▶ 诊断方法

可通过体格检查、实验室检查、影像学检查筛选可疑前列腺癌患者,并通过后续的前列腺穿刺病理活检加以确认。

(1)体格检查。直肠指检可发现前列腺癌结节,与正常腺体相比,其质地通常较为坚硬,但当肿瘤处于早期,或者原发于前列腺移行带等区域时,直肠指检通常没有异常发现。

(2)实验室检查。前列腺特异性抗原(PSA)是前列腺癌重要的血清标志物,正常参考值为 0~4ng/mL。当发生前列腺癌时,PSA 常有升高,并往往与体内肿瘤负荷的多少成正比。

(3)影像学检查。多参数 MRI 在诊断前列腺癌方面有着较高的敏感性和特异性,并可对肿瘤的局部侵犯程度及有无盆腔淋巴结转移做出初步评估,其缺点为检查费用较高,且耗时较长。当前列腺癌发生骨转移时,多数为成骨性转移病灶,可通过 X 线片或全身放射性核素扫描得以发现。

(4)前列腺穿刺活检。前列腺穿刺活检是病理确诊前列腺癌的主要方法,多在经直肠超声的引导下进行。

▶ 治疗方式

早期前列腺癌(肿瘤仅位于前列腺内部)可以通过根治性手术或者根治性放疗等方式达到良好的治疗效果,甚至得以治愈。由于肿瘤本身生长缓慢,部分低危、高龄患者也可根据具体情况选择主动监测,待病情进展再进一步治疗。

局部进展期(肿瘤突破前列腺包膜但未发生转移)和转移性前列腺癌一般选择以雄激素去除治疗为主的姑息性治疗,以期延长患者的生存期,改善生活质量。部分处于局限进展期的前列腺癌患者可选择手术切除或放疗基础上的多种方法综合治疗。

▮▶ 筛查策略

根据美国国立综合癌症网络(NCCN)2019 年发布的《前列腺癌早期检测指南》,推荐前列腺癌筛查策略如下(图 3-5)。

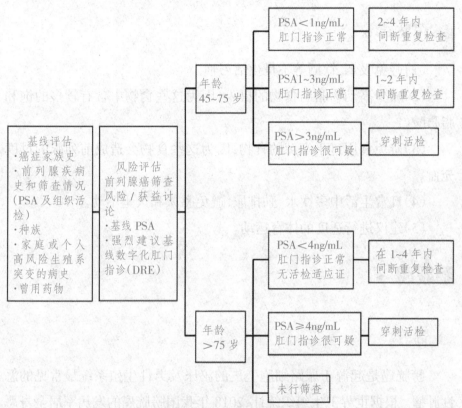

图 3-5　前列腺癌的筛查策略。

1.高危人群

(1)年龄 >50 岁的男性。

(2)年龄 >45 岁且有前列腺癌家族史的男性。

(3)40 岁之前,出现 PSA>1ng/mL 的男性。

2.筛查建议

(1)建议对身体状况良好,且预期生存期在 10 年以上的男性开展基于 PSA 检测的前列腺癌筛查。在筛查前应详细说明前列腺癌筛查的风险和获益。

（2）前列腺癌筛查期间,需要每两年随访 1 次 PSA 检测。根据患者的年龄和身体状况来决定 PSA 检测的终止时间。

（3）对于前列腺癌高危人群,应尽早开展基于血清 PSA 检测的筛查。

（4）不建议针对 40 岁以下男性进行人群筛查。

▶▶ 预防建议

（1）避免吸烟、饮酒等不良生活习惯。

（2）减少高动物脂肪食物的摄入,因为这些食物中含有较多的饱和脂肪酸。

（3）避免食用过于辛辣的食物,因为这些食物会造成前列腺的过度充血。

（4）日常生活中多饮水、勤排尿,避免憋尿和久坐不动。

（5）建议进行适度的体育运动。

膀胱癌 ✐

▶▶ 简介

膀胱癌是起源于尿路细胞上皮的泌尿及男性生殖系统最常见的恶性肿瘤。根据世界卫生组织统计,2018 年我国膀胱癌的发病率居全身恶性肿瘤的第 16 位,男性膀胱癌患者是女性患者的 3~4 倍。膀胱癌可发生于任何年龄,多发于 50 岁以上人群,其发病率随年龄增长呈上升趋势。

▶▶ 危险因素

膀胱癌的病因复杂,既有内在遗传因素,又有外在环境因素,其发生、发展受到多方面因素的影响,其常见病因及危险因素如下。

（1）地理因素。工业发达国家发病率高于发展中国家,城市发病率高于农村。

（2）种族差异。白种人罹患膀胱癌的风险较高。

（3）年龄。患癌风险随年龄增长而增加，肿瘤特性也随年龄变化而有所不同。年轻膀胱癌患者的病理在组织上多数是高分化、非浸润性的，预后优于老年患者。

（4）性别差异。男性患者多于女性，考虑与性激素水平有关。

（5）化学致癌物质。芳香胺需被代谢活化成活泼的亲电子代谢物，造成 DNA 碱基突变，进而发生肿瘤。

（6）吸烟。吸烟是已确认的膀胱癌的主要病因，香烟中的一些致癌物质经过各种途径吸收、转化后从尿液中排出，可直接引起膀胱上皮细胞恶变。

（7）饮食因素。采取低热量饮食、食用某些脂肪、增加水果和某些蔬菜的摄入，可能降低膀胱癌的患病风险，反之会增加风险。

（8）滥用止痛药。化学结构与苯胺染料相似的止痛药可增加膀胱移行细胞癌的风险。

（9）人工甜味剂。人工甜味剂在动物实验中，已被证实为膀胱癌的致癌物，在人群流行病学研究中没有得到证实。

（10）慢性膀胱炎和其他感染。各种原因引起的膀胱炎可发展为膀胱癌，通常是鳞状细胞癌，具体致癌机制不清。

（11）盆腔放疗。接受盆腔放疗的女性患膀胱癌的风险是单纯手术治疗的 2~4 倍，并且发现膀胱癌时多为晚期。

（12）环磷酰胺。摄入环磷酰胺的总量与膀胱癌的发生呈正相关，代谢产物丙烯醛（Acrolein）的急性尿毒性作用是引起膀胱癌的主要原因。与原发性膀胱癌患者相比，这类患者更年轻，病史中均有较长时间的环磷酰胺用药史。

（13）腺性膀胱炎。腺性膀胱癌是一种癌前病变，其恶变时间可为数月、数年，甚至十几年。

根据目前对膀胱癌发病机制的研究进展，结果表明，膀胱癌是由于多种致癌因素长期作用于正常细胞，导致原癌基因激活，继而通过一系列复杂的信号转导，在复制及转录过程中没能及时修复受损的DNA，进而影响细胞周期、细胞凋亡，使癌细胞无限制地复制、增殖，最终发生癌变。

高危人群

50岁以上的中老年男性是膀胱癌的高发人群。另外，膀胱癌的发病主要与外界环境有关，所以被称为"环境肿瘤"。从事相关职业的人群（如染料工人、纺织工人、橡胶工人、油漆工人、卡车司机、化学和石油从业者、美发师、铝厂一线工作人员等），应对膀胱癌提高警惕。吸烟者的尿中的致癌物质（色氨酸）水平较高，也使膀胱癌发生的概率大大增加。

上述易患人群一旦有不适的情况，特别是无痛血尿时，应及时就诊。

常见临床表现

（1）肉眼血尿是膀胱癌患者的重要临床特征，大约84%的患者以肉眼血尿为首发症状。血尿常常呈间歇性，可持续数日到数月不等，开始时间隔期较长，随疾病进展间隔期越来越短。但因为其自行停止或应用消炎等药物后缓解，导致部分患者并没有引起足够的重视。因此，遇到不明原因的肉眼血尿，尤其是老年人，应警惕膀胱癌的发生。

（2）膀胱刺激症状（尿频、尿急、尿痛）是膀胱癌的第二常见临床特征。出现膀胱刺激症状的原因可能有多种，如机械性因素（如肿瘤体积较大、出血形成血凝块等）、肿瘤坏死组织脱落、肿瘤破坏膀胱壁的防疫功能（防疫功能的破坏容易引起感染，从而导致尿频、尿急、尿痛症状）。

（3）排尿困难或尿潴留。生长在膀胱颈或靠近膀胱颈、膀胱三角区的肿瘤，或肿瘤累及前列腺，容易引起排尿困难。大块脱落的肿瘤坏死组织、血块等也可阻塞膀胱颈而引起症状。当症状程度加重时，可导致尿潴留。

（4）上尿路梗阻。输尿管口旁的肿瘤或肿瘤浸润阻塞输尿管口，可引起输尿管扩张和肾积水，梗阻时间长、程度严重或双侧输尿管受累时,会导致肾功能受损,出现肾功能不全的症状。

(5)其他症状。膀胱癌蔓延生长,远处转移时出现下腹部及盆腔肿块、咳嗽、骨骼疼痛、贫血、肝脏肿块、腹水等症状,晚期时出现消瘦、恶病质表现。

常见检查方法

1.尿液检查

(1)尿常规检查。通过尿常规检查可早期发现镜下血尿,尿沉渣镜检发现的畸形红细胞可与肾小球肾炎等内科疾病相鉴别,还可以了解尿路感染和尿路结核的病情。

(2)尿脱落细胞检查。膀胱的移行上皮细胞肿瘤比较容易脱落,可随尿液排出。因此,收集尿液或膀胱冲洗液可以检测到肿瘤细胞,进而得以诊断。尿脱落细胞检查是一种无创检查,阳性率低。

2.尿液肿瘤标志物

膀胱癌肿瘤标志物检测,包括核基质蛋白 22(NMP22)、膀胱肿瘤抗原(BTA)、免疫细胞检查(ImmunoCyt)、纤维蛋白和纤维蛋白原降解产物(FB/FDP)、荧光原位杂交(FISH)等。除此以外,还有端粒酶、细胞周期蛋白 D1、循环肿瘤细胞、存活素蛋白、细胞角蛋白等检查。但是,由于尿液肿瘤标志物检查敏感性高但特异性相对不足、检测费用相对较高、过程复杂等原因目前尚未在临床中广泛应用。

3.膀胱镜检查

膀胱镜检查是诊断膀胱癌的金标准,具有不可替代的重要地位。通过膀胱镜检查,不仅可以全面了解膀胱内的情况,证实肿瘤存在,还可以明确膀胱肿瘤的数目、大小、部位、肿瘤基底情况、与输尿管的关系及周围黏膜的异常情况,同时对肿瘤及可疑病变进行活检以明确诊断。

4.双合诊检查

检查前排空膀胱,最好在麻醉状态下,可以了解膀胱的活动度、肿瘤的大小、浸润范围,尤其是对于体积较大的肿瘤十分必要。

5.影像学检查

(1)超声检查。超声检查无创且经济,准确率高,是诊断膀胱癌最常用、最基本的检查项目。

(2)X线检查。主要包括泌尿系平片、静脉尿路造影和膀胱造影。泌尿系平片可以了解是否有泌尿系结石的存在及有无肾积水。静脉尿路造影(IVU)是膀胱癌患者的必查项目,主要用于了解膀胱对比剂的充盈或缺损情况、膀胱壁的僵硬及变形程度,膀胱造影比IVU显示得更清晰。

(3)CT检查。CT检查可以显示肿瘤的大小、位置、膀胱形态,除了发现肿瘤之外,还可以了解肿瘤的浸润程度、有无淋巴结转移、是否侵袭周围器官,为疾病的诊断和分期提供依据。CT泌尿道成像(CTU)可以替代传统的IVU检查。

(4)MRI检查。MRI检查具有良好的软组织分辨率,对肿瘤的分期优于CT检查,尤其在肿瘤是否浸润肌层及是否存在周围器官侵犯方面优于其他检查。

(5)其他检查。全身骨显像主要用于检查有无骨转移,明确肿瘤分期。PET-CT检查有助于发现淋巴结转移和全身远处转移。

▶ 筛查策略

目前,尚没有在人群中普遍筛查膀胱癌的方案共识,但对于普通人,尤其是具有高危因素的人群,依然要对膀胱癌进行筛查。对于膀胱癌的早期发现,应依次遵循如下口诀,即"排尿异常应警惕,肿瘤初筛尿分析,确诊要靠膀胱镜,全面评估需影像"。

(1)排尿异常应警惕。膀胱癌的主要症状是无痛性、间歇性肉眼血尿,能自行减轻或停止,有尿频、尿急、尿痛等泌尿系感染症状。

(2)肿瘤初筛尿分析。尿常规发现红细胞,尿液脱落细胞显微镜检查见到可疑细胞,尿液FISH检查对诊断有益。

(3)确诊要靠膀胱镜。出现排尿异常信号,特别是无痛性肉眼血尿或反复发现镜下血尿,应接受膀胱镜检查,同时取活组织做病理检查,这是术前唯一能够确诊膀胱癌的手段。

（4）全面评估需影像。肾盏、肾盂、输尿管、膀胱、后尿道均被尿路上皮覆盖，而尿路上皮肿瘤可多发。因此，对确诊为膀胱癌的患者进行尿路造影或 CT 肾盂输尿管三维重建检查是必要的。另外，泌尿系超声和盆腔 CT 增强检查有助于评估膀胱癌的浸润范围和浸润深度、有无周围淋巴结转移等情况。

▶ 治疗和预后

在临床上将膀胱癌分为非肌层浸润性膀胱癌（NMIBC）和肌层浸润性膀胱癌（MIBC）。

NMIBC 的治疗目前主要以外科手术治疗为主，术后密切配合药物灌注、免疫治疗、相关辅助治疗等综合治疗。手术治疗方式包括经尿道膀胱肿瘤电切术、经尿道激光治疗术、膀胱肿瘤水刀切除术、光动力治疗、部分性膀胱切除术、根治性膀胱切除术，术后 5 年生存率大于 88%。膀胱灌注药物治疗包括灌注化疗药物（丝裂霉素、表柔比星、多西他赛、吉西他滨、羟喜树碱等）、灌注免疫制剂（卡介苗、卡介苗联合干扰素）、药物联合灌注、新的膀胱药物灌注（如溶瘤腺病毒、铜绿假单胞菌注射液）。靶向治疗在多种肿瘤治疗中取得突破，目前在膀胱癌治疗中主要有三大类不同分子靶点的药物进入临床研究，包括抗血管生成药物、成纤维细胞生长因子受体抑制剂、人表皮生长因子受体抑制剂。

MIBC 以根治性膀胱切除、盆腔淋巴结清扫、尿道改流并辅以放化疗、靶向治疗的方案，但是容易复发和转移，5 年生存率在 50%左右。

▶ 预防措施

膀胱癌的预防同样遵循着肿瘤的三级预防原则。

1.一级预防

一级预防即病因预防。日常生活中要改变不良生活方式，合理营养膳食,多吃新鲜蔬菜、水果,少食用腌制、烧烤的食物,戒烟酒,注意职业暴露,尽量做好防护措施,减少与有害化学品的接触,保持乐观心情。

2.二级预防

二级预防即早发现、早诊断、早治疗。尤其对于膀胱癌的高危人群,一旦发现异常,要立即前往医院就诊,早期的发现、治疗意味着更好的疗效。

3.三级预防

三级预防即正确治疗。通过已病防变、及时康复,提升患者的生活质量。

肾癌 ✎

▶简介

肾细胞癌简称肾癌,是泌尿系统最常见的肿瘤之一,近年来其发病率呈上升趋势,占成人恶性肿瘤的 2%~3%。在我国,肾癌的发病率位居泌尿系肿瘤的第二位,仅次于膀胱癌。肾癌患者在早期发现并接受治疗后,一般治疗效果较好。然而晚期肾癌患者,尤其是已经发生转移的患者,其治疗结果不太理想。因此,早发现、早治疗对于提高肾癌患者的治愈率及预后尤为重要。

在全世界范围内,发达国家的肾癌发病率明显高于发展中国家,城市的发病率高于农村。我国的肾癌发病率目前相对较低,其发病率符合上述特征,城市发病率高于农村,男性发病率高于女性。肾癌可发生于任何年龄段,但在 75~80 岁的人群中发病率最高。

肾癌的常见病理类型包括肾透明细胞癌(占肾癌的 60%~80%)、肾乳头状腺癌(分 I 型和 II 型)、肾嫌色细胞癌;另有一些不常见的病理类型,如多房囊性肾癌等。肿瘤可破坏全部肾组织,并可侵犯邻近的脂肪、肌肉组织、血管、淋巴管等。肿瘤穿透假包膜后可经血液和淋巴转移。肾癌容易向静脉内扩散,形成癌栓,可延伸进入肾静脉、下腔静脉及右心房。远处转移的常见部位包括肺、脑、骨、肝等。

▐▶ 危险因素

目前,肾癌的发病原因尚未明确,其发病可能与遗传、吸烟、肥胖、高血压病史等因素相关。肾癌的发生具有家族倾向,遗传性肾癌占肾癌总数的 2%~4%,已发现了有视网膜血管瘤家族性肾癌染色体异常,尤其是第 3、11 号染色体异常的家族性肾癌。有些化学物质,如二甲胺、铅等可使动物发生肾癌,但对于人体是否存在相同影响则尚未证实。有研究认为,吸烟人群罹患肾癌的风险为其他人群的 1.6 倍,而有吸烟史的人群患肺癌的概率也是其他人群的 1.3 倍。高血压患者使用利尿剂并合并使用其他降压药物时,其罹患肾癌的概率会相对增加 1~2 倍。

▐▶ 高危人群

35 岁以上,尤其是 75~80 岁,伴有吸烟、肥胖、高血压病史、肾癌家族史的人群,往往是肾癌发生的高危人群。而根据流行病学调查,城市男性更应该对肾癌提高警惕。

▐▶ 常见临床表现

肾脏位于腹膜后,起病较为隐匿,其临床症状与体征并不太明显,典型的肾癌三联征(血尿、腰痛、腹部肿块)在临床上已愈加少见,出现率不到 15%。患者在出现上述症状后就诊时多已经发展为晚期肾癌,且已经出现远处转移。

血尿是肾癌最常见的临床症状之一,通常表现为间歇性无痛性血尿,主要原因是因为肿瘤侵犯肾盂或肾盏黏膜。肾癌引起的腰痛多表现为钝痛,可能是因为肿瘤侵犯周围脏器、腰肌,或是由于肿瘤生长牵拉肾被膜所致。肾癌的腹部包块可随呼吸而上下移动,如果出现包块固定不移的情况,多数说明肿瘤已经侵犯肾脏周围的脏器结构。由于这种情况下患者手术切除肿瘤的难度较高,故而患者预后较差。

此外,根据肾癌的转移部位及发展程度,还可出现发热、骨疼痛、骨折、贫血、肝功能异常、凝血功能异常、咳嗽、咯血等情况。肾脏不仅是一个重要的代谢器官,还是一个内分泌器官,因此发生病变时,还可能导致血沉加快、血压升高、血钙升高、红细胞增多、血清碱性磷酸酶升高等异常。上述症状除高血钙外,其余很难用常规的治疗方法消除,然而在切除原发灶之后,指标多数可以恢复正常。

▶ 常见检查方法

1.肿瘤标志物

(1)基因相关肿瘤标志物。包括 IMP3、CAIX(G250)、B7-H4,这些肿瘤标志物与肿瘤的病理、分期及预后存在相关性。

(2)microRNA 相关肿瘤标志物。目前,主要用于肾癌早期诊断的血清有 microRNA、miR-210、miR-1223、miR-508-3p、miR-221。

(3)蛋白质标志物。研究表明,钙黏蛋白 6(Cad6)在肾癌组织中呈高表达,且可作为外周血中肾癌转移及预后的预测因子。

(4)细胞标志物。循环肿瘤细胞可提示患者原发肿瘤发生了远处转移,其数量的变化可反映肿瘤对治疗的敏感性,还可为肾癌的复发提供预测依据。

2.实验室检查

实验室检查包括肾功能(血肌酐、尿素氮、肾小球滤过率等)、肝功能、乳酸脱氢酶、碱性磷酸酶、血糖、血沉等。术前常规检查还包括血常规、尿常规、凝血功能检查等。

3.影像学检查

影像学检查是早期发现肾癌的重要手段。

(1)超声检查。腹部 B 超或者彩色多普勒超声是初步筛查肾癌最简单、最常用的方法。

(2)CT 检查。CT 检查对肾癌的定位准确率可达 100%,并且能够显示病变的范围及邻近器官有无受累，是目前最可靠的诊断肾癌的影像学方法。

（3）MRI 检查。MRI 检查在显示肾静脉、下腔静脉受累、周围器官受侵犯、良性肿瘤或囊性占位鉴别等方面优于 CT，一般用于鉴别肾癌与出血性肾囊性病变、肾脏静脉瘤栓。

（4）其他。胸片也是肾癌患者术前的常规检查项目，用于排除肺转移灶，同时也是肾癌患者定期复查的常规检查项目之一。当患者的血清碱性磷酸酶水平增高时，应做全身同位素骨扫描检查，以判断是否发生骨转移。

4.病理学检查

可以通过影像学进行诊断且可行手术治疗（包括根治性肾切除术或肾部分切除术）的肾癌患者，不推荐进行术前穿刺取病理。对于存在手术禁忌证或处于肾癌晚期的患者，则可行系统治疗进行穿刺，取得病理诊断及病理类型，以帮助进行后期治疗药物的选择。

5.体格检查

体格检查包括腹部触诊，是否存在包块；淋巴结触诊，是否存在淋巴结肿大；是否存在双下肢水肿、不能自行减退的精索静脉曲张等。

▌▶筛查策略

早期诊断、早期治疗是决定肾癌治疗效果及预后的关键。由于肾癌的早期症状不明显，当典型的"三联征"出现时，往往肿瘤已经长大。

常规体检特别是 B 超检查，对早期发现肾癌具有非常重要的意义。肾癌为实性肿块，内部可能有出血坏死囊性变，如果超声显示不明确，或与其他肾脏病变鉴别不清，应考虑在超声引导下穿刺。B 超分辨率高，大于 0.5cm 的病灶就能够发现，而且价格便宜，对身体无害。处于 40~60 岁肾癌高发年龄的中老年人，每年至少应进行一次肾脏 B 超检查。

▶▶ 治疗和预后

（1）手术治疗。局限性及局部进展性肾癌的首选治疗方法是根治性肾切除术。根据手术方式,可分为开放性手术和腹腔镜手术。切除肾癌患者一侧的肾脏之后,随着年龄增高,发生肾衰竭的概率将有所升高。但近年来,随着肾脏影像学技术的不断提高,手术技术不断改进,保留肾单位的手术在肾癌外科的治疗中逐步受到重视,应用逐渐增多。

（2）放化疗。肾癌对于放疗及化疗的敏感性较差。因此,放化疗均不作为肾癌患者术后的常规治疗方案。

（3）靶向治疗。由于分子靶向治疗具有针对特定通路、毒性反应较小的特点,近年来已成为治疗肿瘤的一大热点。目前常用的药物包括索拉菲尼、贝伐单抗、帕唑帕尼、舒尼替尼、厄洛替尼、依维莫斯等,可作为转移性肾癌的一、二线治疗用药。

（4）免疫治疗。肾癌是一种免疫原性很强的肿瘤,临床应用的免疫治疗目前有肿瘤疫苗、免疫节点抑制剂、细胞因子疗法等。

（5）预后。临床因素和病理分型是影响肾癌患者术后复发和生存时间的主要因素。临床相关因素包括患者机体状况、实验室指标等。而一般来说,病理分期较高,出现淋巴结转移或远处转移,该患者的预后便相对较差。一般情况下,肾癌患者中未能手术切除者,其预后极不理想。但接受根治性手术的患者,尤其是早期局限性肾内肿瘤的患者,其预后通常令人满意。在少数情况下,甚至可能出现原发肾肿瘤切除后转移灶自发消退的情况。

▶▶ 预防措施

肾癌的预防措施还不是很明确,日常生活中应当尽量避免上文提到的肾癌诱因。首先,应该避免接触致癌物质,避免放射线侵害,戒除香烟。其次,要养成良好的生活习惯,不食用霉变、腐烂、腌制食品,饮食清淡。同时,也要加强体育锻炼,尽量把体重保持在理想状态。

防癌抗癌新媒体科普平台

一、网站

1.中国抗癌协会：

　http://www.caca.org.cn/

2.中国抗癌协会肿瘤防治科普平台：

　https://www.cacakp.com/

3.中国抗癌协会神经肿瘤专业委员会：

　http://www.csno.cn/

4.甲状腺肿瘤网：

　http://www.thyroidcancer.cn/

5.中国抗癌协会肿瘤标志专业委员会：

　http://tbm.cacakp.com/

6.中国肿瘤营养网(中国抗癌协会肿瘤营养专业委员会)：

　http://cancernutrition.cn/ainst-1.0/

7.中国抗癌协会肿瘤心理学专业委员会：

　http://www.hnca.org.cn/cpos/

二、新媒体平台

1.中国抗癌协会官方 APP　　　　　2.中国抗癌协会科普平台(微信公众号)

3.中国抗癌协会科普平台（今日头条）

4.中国抗癌协会科普平台（微博）

5.中国抗癌协会科普平台（学习强国）

6.中国抗癌协会科普平台（人民日报）

7.中国抗癌协会科普平台（网易新闻）

8.中国抗癌协会科普平台（新华网客户端）

9.中国抗癌协会肿瘤防治科普平台

10.中国抗癌协会科普平台（人民日报健康客户端）

11.CACA 肿瘤用药科普平台

12.CACA 早筛科普平台

与医生一起
做家庭健康卫士

我们为阅读本书的你，提供以下专属服务

用药指南
随时查询药品说明书
及注意事项

交流社群
寻找一起阅读的
朋友

读书笔记
边读边记，好记性
不如烂笔头

在线复诊
在家中与医生对话，
进行在线复诊

扫码获取健康宝典